本书基金支持：

上海市科委项目《上海市老年慢病健康教育系列科普课程和课件开发》
（编号：19dz2301700）

中国科协科普部项目《健康中国共建老年慢病科普教育基地》
（编号：HT06012019328）

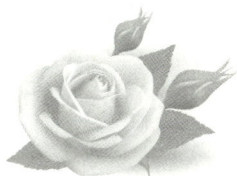

健康咖啡吧

慢病与生活

杨青敏　主编

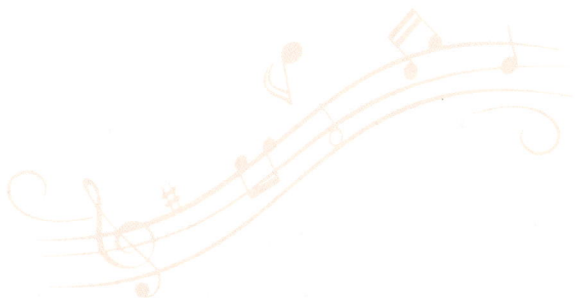

上海交通大学出版社
SHANGHAI JIAO TONG UNIVERSITY PRESS

内容提要

本书根据老年人慢病特点,采用独特、轻松的"咖啡吧闲聊"方式,指导老年慢病患者正确管理自己的身体。书中重点讲述每个慢病的三级预防,详细介绍生活方式相关因素对疾病的发生、发展所起的重要作用。

在本书中不会看到有关疾病治疗或秘方之类的内容,但是可以找到许多有关如何活得更轻松、愉快的技巧和建议。这些建议有些来自医务工作者,大多数建议来自已经学会如何管理自己所患慢病的朋友。我们将对慢病的特点、主要危害、常见症状、慢病自我管理方法进行介绍;着重介绍慢病患者日常生活的自我管理,以及老年人常见慢病的自我管理。

图书在版编目(CIP)数据

健康咖啡吧.慢病与生活/杨青敏主编.—上海:
上海交通大学出版社,2021.11
　　ISBN 978-7-313-24555-7

　　Ⅰ.①健… Ⅱ.①杨… Ⅲ.①音乐疗法 Ⅳ.
①R454.3

中国版本图书馆 CIP 数据核字(2021)第 194394 号

健康咖啡吧——慢病与生活
JIANKANG KAFEI BA MANBING YU SHENGHUO

主　　编:杨青敏
出版发行:上海交通大学出版社　　　　地　　址:上海市番禺路 951 号
邮政编码:200030　　　　　　　　　　电　　话:021-64071208
印　　制:上海盛通时代印刷有限公司　　经　　销:全国新华书店
开　　本:880mm×1230mm　1/32　　　印　　张:9.25
字　　数:162 千字
版　　次:2021 年 11 月第 1 版　　　　　印　　次:2021 年 11 月第 1 次印刷
书　　号:ISBN 978-7-313-24555-7
定　　价:58.00 元

编委会

主　编

杨青敏

副主编

周　丹　　曹均艳　　朱金芬

编委（按姓氏笔画排列）

王　婷　　王光鹏　　朱金芬　　乔建歌　　许苏苏　　杨青敏

何　流　　张雪涛　　张　璐　　陈　涵　　罗煜凡　　周　丹

周子阳　　周钰珉　　赵振华　　袁佳妮　　曹均艳　　曹明节

龚　晨　　董永泽　　童亚慧　　解　薇

主　审

吴丹红　　曹健敏

插　图

金　娴

主编寄语

1999年,中国60周岁以上人口占到总人口的10%,这标志着中国已经进入老龄化社会;2020年,中国60岁及以上人口占总人口数的18.7%,65岁及以上人口比重达到13.5%。中国的老龄化就如同一匹脱了缰绳的野马,不受控制地向前冲。在一些经济飞速发展的城市和地区,老龄化正在偷偷啃噬、消耗着人们辛苦创造的国内生产总值(GDP)。

慢病、多病共存成为常态。为何老龄化会给人类社会带来如此多的恐惧和担忧呢? 因为,伴随老龄化而来的是人们身体状况的迅速衰老、创造能力的急剧降低,以及为了维持生存而需要更多人力、物力、财力的消耗。近些年来,我们经常听到的一句话,准确地诠释进入老龄化后人们的状态,那就是:老年人多有慢病,或者说老年人与慢病共存。

慢病,全称是慢性非传染性疾病,不是特指某种疾病,而是对一类起病隐匿、病因复杂、病程长且病情迁延不愈、缺乏确切的传染性生物病因证据,且有些尚未完全被确认的疾病的概括性总称。常见的慢病主要有心脑血管疾病、癌症、糖尿病、慢性呼吸系统疾病。其中,心脑血管疾病包含高血压、脑卒中、冠心病和代谢性疾病。2018 年,城市居民主要疾病死亡率及死因构成的相关调查显示,居死亡原因第 1 位的为恶性肿瘤,其次为心脏病、脑血管疾病、呼吸系统疾病、损伤中毒、内分泌营养和代谢系统疾病等。以被称为"万恶之源"的血管性疾病为例,中国心血管病患病率处于持续上升阶段。推算目前心血管病患病人数为 2.9 亿人。其中,脑卒中 1 300 万人,冠心病 1 100 万人,肺心病 500 万人,心力衰竭 450 万人,风心病 250 万人,先心病 200 万人。2012—2015 年中国心血管调查结果显示:中国 18 岁以上居民高血压患病率为 23.2%,根据 2020 年第七次中国人口普查数据,测算中国高血压患病人数已突破 3.3 亿。

慢病患者是一个庞大的群体,慢病正在消耗大量的医疗资源。我国将慢病的管理提高到了一个空前的高度,让所有的慢病都能有医可寻、有药可治,国家在医疗保障方面投入了巨额的资金。但是,慢病已经成为全民健康问题,除了影响慢病患者自身经济价值的创造,有的甚至会发展成为整个家庭的沉重负担。据统计,2016 年,心脑血管疾病的住院总费用:心肌梗死为 190.85 亿元,脑出血为 254.19 亿元,脑梗死为 601.05 亿元。2016 年,人均住院费用,心肌梗死为 26 056.9 元,颅内出血为 17 787.0 元,脑梗死为 9 387.0 元。自 2004 年以来,年均增长速度分别为 7.12%、5.90% 和

2.30％。由此可见,单纯依靠国家在医药方面的投入来治疗慢病如同杯水车薪。

慢病管理,始于行为方式。俗话说,知己知彼,百战不殆。慢病的管理非一朝一夕能够达成目标,而是要细水长流,步步为营。慢病的风险因素、病因及机制皆源自人们不健康的生活方式。比如,心血管病的风险因素有:高血压、吸烟、血脂异常、糖尿病、超重与肥胖、身体活动不足及不合理膳食等。慢病的突出特点就是"一因多果""一果多因""多因多果"。这些风险因素和慢病之间往往互为因果。因此,在管理一种慢病的同时,我们其实是在对多种不健康生活习惯,乃至多项慢病进行管理。

健康咖啡吧,畅谈慢病与生活。咖啡吧是一种极具现代生活色彩的场所,自问世以来一直以一种休闲、放松、舒适的形象活跃于新新人类的日常生活中。在咖啡吧,人们可以暂时卸下沉重的铠甲,放下所有的戒备和猜疑,点上一杯心仪的饮品,畅所欲言。笔者将自己丰富的慢病管理知识和当代人们推崇、向往的都市慢生活完美地结合在一起,写成《健康咖啡吧——慢病与生活》一书。此书将每一个慢病以一个完整的故事呈现在读者面前,从疾病的起因入手,到疾病的临床表现、诊断、治疗等,整个故事就像一串串完美的珍珠项链,连贯、顺畅。此外,每个慢病的故事都将重点放在疾病的三级预防上面,详细介绍生活方式的相关因素对疾病的发生、发展所起的重要作用。

　　结束一天的劳动,请您坐下来,拿起这本书,随手翻到任意一个章节,看看笔者用通俗易懂的语言为您讲述的慢病科普知识。

副主编的话

—

慢病已成为严重威胁我国居民健康、影响国家经济社会发展的重大公共卫生问题，依据 2020 年中国第七次人口普查结果，我国 60 岁及以上人口已达 2.64 亿人。随着老龄化的加剧，由慢性疾病所

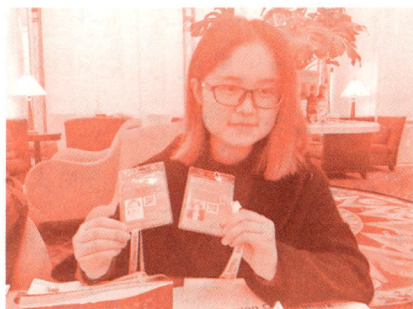

周丹在健康促进大会担任志愿者

带来的经济负担将进一步加重。数据显示，我国慢病导致的死亡人数已经占到总死亡人数的 85％，导致的疾病负担已占总疾病负担的 70％。《中国国民健康与营养大数据报告》显示，70％的国人有过劳死危险，76％的白领处于亚健康状态，20％的国人患有慢病，慢病死亡率占 86％。慢病的管理已经迫在眉睫，但是请回过头来看一下我们健康从业人员的状

况,以护士为例,世界上大多数国家的护士占总人口的比例约为 5‰,而我国只有 1‰左右。我国目前尚缺数百万名护士,作为慢病管理的主力军之一,护理人力资源配置严重不足,其他种类健康从业人员的职业现状也不容乐观。健康从业人员的短缺严重制约了我国慢病管理的进展。慢病管理该何去何从?回归初心,方得始终,三级预防应当是慢病管理不变的路线和方针。一级预防病因预防;二级预防临床期管理;三级预防提高患者生存质量,延长患者生命价值。本着这份初心和使命,《健康咖啡吧——慢病与生活》一书著成,经过字句斟酌、层层审核,该书即将与读者见面,期望书本中的科学真理能够给您带来些许启发,为您开启一扇健康管理的大门;也期盼您能赠人玫瑰、手留余香,将优秀的知识和理念传授他人。健康大政策依靠国家掌舵领航,慢病管理需要社会各行各业协同共进,居民个人及家庭的健康离不开每个人的自律自强。

《健康咖啡吧——慢病与生活》正是在这个社会背景下,打造的一本与时俱进的慢病管理科普著作,它将以国民健康为己任,为您与家人的健康保驾护航,并始终期盼人人健康,全民小康,早日实现健康中国 2030 的宏伟蓝图。

——周丹

周丹,护理学硕士,毕业于复旦大学护理学院,主管护师,从事临床护理工作 7 年,现工作于上海城建职业学院,致力于护理教育、老年慢病护理管理、睡眠管理等研究,作为上海市南丁格尔志愿者,积极参加进口博览会、社区健康咨询、健康科普等志愿活动。

二

中国人群的主要疾病负担来自心血管疾病、糖尿病、恶性肿瘤与呼吸系统等慢病。据统计,我国现有确诊的慢病患者近 3 亿人,其中一半慢病负担发生在 65 岁以下人群,

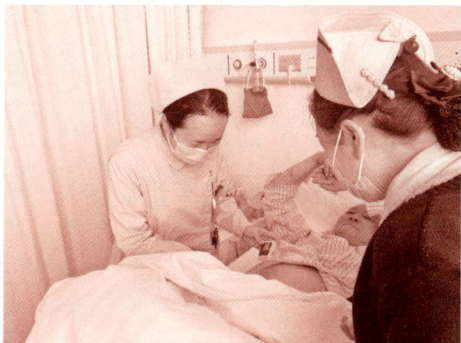

曹均艳在临床实践

慢病正呈现年轻化的趋势。久坐不动、吸烟、过量饮酒、食盐超标、饮食不健康、饮水不足、经常熬夜等不良行为已成为健康"杀手",慢病是一种生活方式病,要健康就要改变生活方式,养成健康的生活习惯,做到早防早治。由于长久以来,重治疗、轻预防的错误观念,很多健康教育课程并没有起到良好的示范作用,百姓难以获得正确的健康观念,而事实说明,人们的健康知识越多,其健康意识也越浓,健康需求也越迫切和强烈。健康知识对社会、家庭和个人的健康问题可以产

生巨大的影响。《健康咖啡吧——慢病与生活》一书正是为提高群众的健康素养而编写，该书以糖尿病、心脏病、肾病等常见慢病为基础，从生活的角度出发，谈论慢病的日常防控和自我管理，旨在传递健康、向上的生活理念，帮助群众寻找适合自己的生活方式，从而达到全民健康、全民幸福的目标。

——曹均艳

曹均艳，硕士研究生在读，研究方向为老年慢病护理。复旦大学第 20 届研究生支教团成员，作为志愿者参与上海马拉松赛事、社区健康讲座等志愿活动。

三

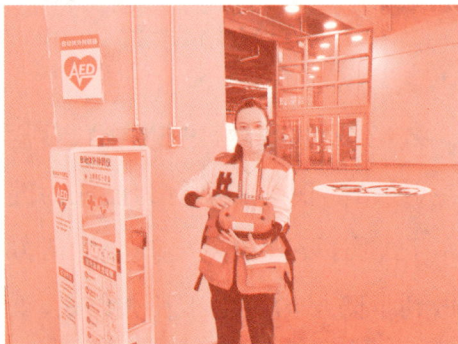

朱金芬在世博会保障

每个人从翩翩少年步入中年，到达老年，不免会多病、会色衰！

选择放慢脚步，看一本好书，品一壶好茶！

只要心态不老，让我们一起关注慢病管理，夕阳也许会更红！

随着人口老龄化，慢病逐渐成为城市居民健康的最主要威胁。而在慢病诸多危险因素中,生活方式是可控的危险因素。本书主要针对常见慢病的概念、临床表现、相关危险因素、预防与保健和健康生活方式等做了介绍,特别是本书的主编——著名科普专家杨青敏老师,拥有丰富的健康管理实践经验,结合健康管理的基础理论,教导慢病患者如何生活得更加健康,将自我管理的概念进一步带给慢病患者和希望实践健康生活的人,帮助慢病患者正确认识、积极面对自己身体的状况,增加慢病患者的生活信心及实践健康生活的动力,使每一个人都能够将健康生活的方式运用到日常生活中来。

——朱金芬

朱金芬,上海市第五人民医院护理部质控护士长,主管护师。作为上海市南丁格尔志愿者,积极参与老年慢病管理科普活动,2019年获"中国护士志愿精神贡献奖",2021年获第三届中国国际进口博览会红十字志愿服务优秀志愿者。

目　录

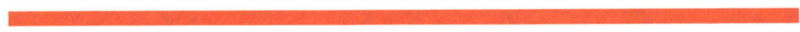

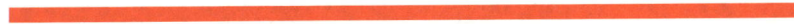

第一章 高血压——你真的了解吗

第一节 初识高血压

一、正确认识高血压

《国家基层高血压防治管理指南(2020 版)》定义:在未使用降压药物的情况下,非同日 3 次测量诊室血压,收缩压(SBP)≥140 mmHg(1 mmHg = 0.133 kPa)和(或)舒张压(DBP)≥90 mmHg 则可诊断为高血压。SBP≥140 mmHg 和 DBP<90 mmHg 为单纯性收缩期高血压。患者既往有高血压史,目前正在使用降压药物,血压虽低于 140/90 mmHg,仍应诊断为高血压(1 mmHg = 0.133 kPa)。

高血压是最常见的慢性非传染性疾病,是全球疾病负担最重的疾病,也是中国面临的重要公共卫生问题。中国在1958—1959 年、1979—1980 年、1991 年、2002 年分别进行过4 次全国范围内的高血压抽样调查,15 岁以上人群高血压的患病率分别为 5.1%、7.7%、13.6% 和 17.6%。"中国重要心血管病患病率调查及关键技术研究"项目组于 2012—2015 年采用多级分层随机抽样的方法在中国大陆 31 个省(自治区、直辖市)的 262 个城市和农村抽取 451 755 名 18 岁以上居民进行调查,结果显示,中国成人高血压患病率为 27.9%,男性高于女性,患病率随年龄增加而升高。

近 20 年来,我国高血压患者的检出、治疗和控制都取得了显著的进步,但是我国高血压控制率仍落后于发达国家。高血压是我国心脑血管疾病的首要危险因素。

二、 高血压的风险因素

研究发现,血压与平均体重指数(BMI)呈显著的正相关;我国成年人群超重率为 22.8%,肥胖率为 7.1%,估计全国有超重人数 2.0 亿,肥胖人数 6 000 多万。更有研究显示,

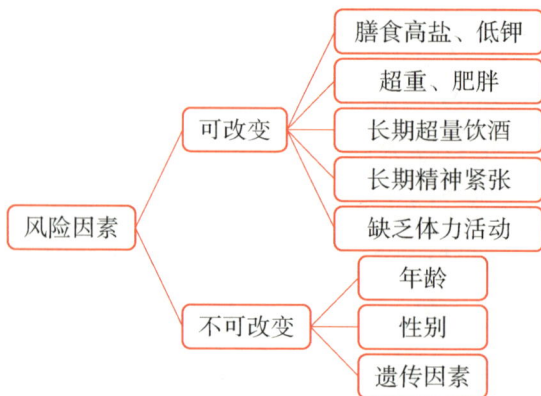

$BMI \geqslant 24 \, kg/m^2$ 者,患高血压的风险是正常者的 $3 \sim 4$ 倍；基线 BMI 每增加 $3 \, kg/m^2$,其 4 年内发生高血压风险：男性增加 50%,女性增加 57%。

三、 老年高血压的定义及特点

老年高血压是指年龄 $\geqslant 60$ 岁、血压持续或 3 次以上非同日坐位收缩压 $\geqslant 140 \, mmHg$ 和(或)舒张压 $\geqslant 90 \, mmHg$。若收缩压 $\geqslant 140 \, mmHg$ 而舒张压 $< 90 \, mmHg$,定义为老年期单纯收缩期高血压(isolated systolic hypertension,ISH)。

收缩压增高为主	脉压增大	血压波动大
易发生直立性低血压	常见血压昼夜节律异常	常与多种疾病并存,并发症多

四、 识别高血压急症

血压急剧升高,高收缩压 $SBP > 200 \, mmHg$,和(或)舒张压 $DBP > 120 \, mmHg$,病情极其凶险,并且常伴有心、脑、肾等靶器官的损害,发病率占高血压患者数量的 5%。高血压急症又称为高血压危象、恶性高血压。

1. 高血压脑病

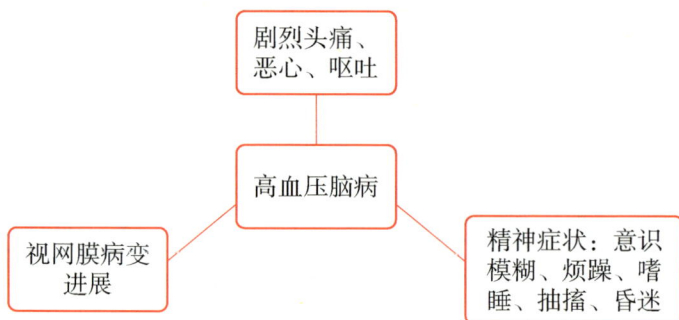

2. 脑梗死

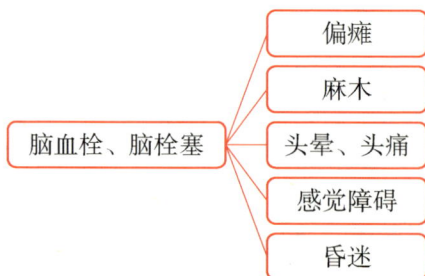

3. 高血压脑出血

发病时常突然感到头部剧烈疼痛，随即频繁呕吐，收缩压达 180 mmHg 以上，出现肢体偏瘫、感觉减退等，可伴有抽搐，严重时昏迷危及生命等。

4. 急性冠脉综合征

疼痛剧烈，伴出汗、呼吸困难、面色苍白等；有明确诱因，

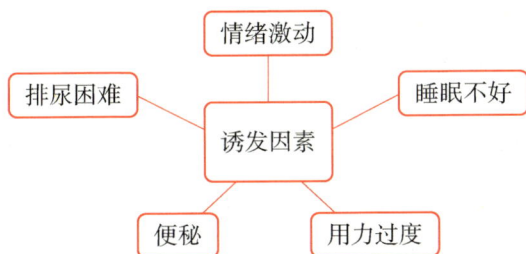

如饮酒、劳累、精神紧张等。

5. 急性肺水肿

气促、呼吸困难、口唇发绀、不能平卧、大汗淋漓、咳粉红色泡沫痰。

6. 肾衰竭

尿少、无尿。

第二节 高血压脑出血

一、高血压脑出血的定义

高血压脑出血是高血压病最严重的并发症之一，常发生于 50～70 岁，男性略多，冬春季易发。高血压脑出血是指因长期的高血压导致脑动脉受损，最终脑内动脉因发生病理性的改变而破裂出血。

二、 高血压脑出血的病因

　　高血压脑出血的病因主要有高血压和动脉粥样硬化。

　　持续的高血压容易导致脑动脉粥样硬化，血管壁出现脂肪玻璃样变，从而削弱血管壁强度。当情绪激动或用力过度时引起血压骤然升高，即可造成脑内血管破裂出血。高血压病患者可因情绪激动、过度脑力与体力劳动等因素引起血压剧烈升高，导致病变的脑血管破裂出血。

三、 高血压脑出血的临床表现

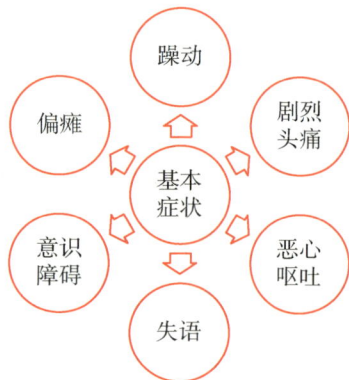

躁动

剧烈头痛

偏瘫

基本症状

恶心呕吐

意识障碍

失语

1. 基底节出血

　　基底节是脑出血最常见部位。主要临床表现除了头痛、意识障碍等一般症状外，因内囊受压或破坏出现对侧偏瘫、偏身感觉障碍和同侧偏盲，即所谓的"三偏"征象。优势半球出血可有失语表现。

2. 丘脑出血

丘脑出血占脑出血的 10％～15％。当血肿较小且局限在丘脑本身时，可出现嗜睡及表情淡漠，对侧偏身感觉障碍，如病变累及脑干背侧，可出现双眼向上凝视，瞳孔大小不等。累及内囊可有不同程度"三偏"，下丘脑出血可出现高热、昏迷、脉搏加快、血压升高及内环境紊乱。

3. 脑桥出血

脑桥出血约占脑出血的 10％。脑桥是较为重要的生命中枢，这种类型的出血病情相当危重。临床表现为起病急骤，突发剧烈头痛、呕吐，可立即出现意识障碍，迅速深昏迷状态，针尖样瞳孔是桥脑出血的特征性改变。可出现四肢瘫痪，还可出现急性应激性溃疡，出现中枢性顽固性高热和呼吸节律紊乱等，预后极差。

4. 小脑出血

临床表现为突发剧烈呕吐、枕部疼痛、眩晕及因共济失调而摔倒，查体可有颈项强直、眼球震颤及构音不清。出血量大，可致第四脑室受压或出血破入第四脑室导致急性梗阻性脑积水，可使颅内压迅速增高，导致枕骨大孔疝，严重者可死亡。

5. 脑室出血

主要变现为脑膜刺激征和脑脊液循环受阻引发的颅内

高压症状,以及出血部位脑组织损伤或受压引起的神经功能障碍。症状轻重与出血量关系密切。轻者可只有头痛、呕吐,重者除剧烈头痛、频繁呕吐外,还可有昏迷、抽搐、高热及瞳孔变化等表现。

四、 高血压脑出血的手术治疗

1. 手术适应证

(1)脑出血患者颅内压增高伴脑干受压体征,如脉缓、血压升高、呼吸节律变慢、意识水平下降等。

(2)小脑半球血肿量≥10毫升或蚓部>6毫升,血肿破入第四脑室或脑池受压消失,出现脑干受压症状或急性阻塞性脑积水征象。

(3)重症脑室出血导致梗阻性脑积水。

(4)脑叶出血,特别是脑动静脉畸形所致和占位效应明显者。

2. 手术禁忌证

脑干出血、大脑深部出血、淀粉样血管病导致脑叶出血不宜手术治疗。多数脑深部出血病例可破入脑室而自发性减压,且手术会造成正常脑组织破坏。

3. 常用的手术方法

(1)小脑减压术:是高血压性小脑出血最重要的外科治疗,可挽救生命和逆转神经功能缺损,病程早期患者处于清醒状态时手术效果好。

（2）开颅血肿清除术：占位效应引起中线结构移位和初期脑疝时外科治疗可能有效。

（3）钻孔扩大骨窗血肿清除术。

（4）钻孔微创颅内血肿清除术。

（5）脑室出血脑室引流术。

4. 术后观察要点

（1）根据病情或医嘱密切观察患者生命体征及格拉斯哥昏迷评分（GCS 评分）、瞳孔的变化及神经系统体征变化，观察过程中如患者出现 GCS 评分下降、瞳孔不等大，应警惕再次出血的可能。

（2）要特别注意观察血压变化，根据医嘱使血压控制在正常范围：血压过低会引起脑血流灌注不足而加重脑缺血、脑水肿，血压过高易引起再出血。

（3）观察肌力、肌张力、言语变化：肢体功能障碍程度与病情轻重有直接关系。如出现继发性偏瘫或偏瘫程度加重，提示颅内有继发性出血或引流不畅。

五、 高血压脑出血的非手术治疗及护理

（1）患者卧床，保持安静。严密观察生命体征及神经系统体征，注意意识和瞳孔的变化。

（2）保持呼吸道通畅，及时清理呼吸道分泌物，必要时吸氧，使血氧饱和度维持在 90% 以上，或行气管切开、呼吸机

辅助呼吸。加强翻身拍背，必要时给予雾化吸入治疗。

（3）加强患者肢体功能锻炼，保持功能体位。

（4）有意识障碍者宜禁食 24～48 小时，之后根据病情予以饮食，必要时留置胃管。

（5）控制血压：对过高的血压采用降压治疗，防止再次出血。血压过低、脑血流不足也可加重脑组织缺氧而加重脑水肿。所以，控制血压在一定范围内是十分重要的。

（6）保持营养和维持水、电解质平衡：注意防止低钠血症，以免加重脑水肿。

（7）并发症的治疗：肺部感染、尿路感染、心功能不全及压疮等的预防，对脑出血患者预后有积极作用。

第三节　脑卒中先兆症状的识别

一、何为脑卒中

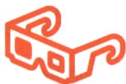

识别脑卒中的两个"II"

脑卒中也叫中风，脑血管意外，急性脑血管病。"卒"是猝然之意，即急速、突然；"中"为打击之意。脑卒中分为出血性脑卒中和缺血性脑卒中两大类。

二、 脑卒中的"11"个风险因素

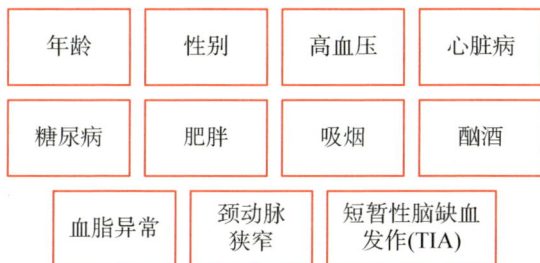

年龄	性别	高血压	心脏病
糖尿病	肥胖	吸烟	酗酒
血脂异常	颈动脉狭窄	短暂性脑缺血发作(TIA)	

三、 脑卒中的"11"个早期症状

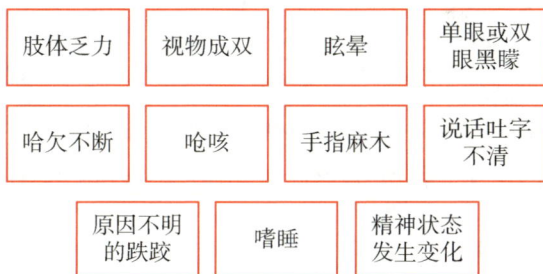

肢体乏力	视物成双	眩晕	单眼或双眼黑矇
哈欠不断	呛咳	手指麻木	说话吐字不清
原因不明的跌跤	嗜睡	精神状态发生变化	

1. 肢体乏力

单侧肢体短暂无力,活动肢体时感到力不从心、走路不稳似醉酒样、肢体动作不协调、或突然失去控制数分钟,同时伴有肢体感觉减退和麻木。

2. 视物成双

可以出现头晕症状,视物成双,把一个物体看成两个物体的现象。

3. 眩晕

突然自觉头晕目眩，周围物件都在旋转，几秒钟后便恢复常态，可能是短暂性脑缺血发作，俗称"小中风"，应及早去医院请医生诊治，防止中风发生。

4. 单眼或双眼黑矇

一只眼睛突然发黑，看不见东西，几秒钟或几十秒钟后便完全恢复正常，医学上称单眼一次性黑矇，是颈内动脉系统缺血引起视网膜缺血所致，是中风的又一信号。当类似症状在双眼同时出现时，则可能为椎基底动脉系统缺血所致。

5. 哈欠不断

人在疲倦、睡眠不足等情况下打哈欠是正常的。如果在没有以上原因存在的情况下，哈欠连天，这可能是由于脑动脉硬化日趋严重，血管内径越来越小，引起脑组织慢性缺血缺氧。据临床报道，有80％的中风者在发病前5～10天哈欠不断，所以哈欠不断者，不可马虎！

6. 呛咳

据临床观察，少数中风患者早期可能出现喝水或进食时偶尔呛咳，这是因为脑缺血引起吞咽迷走神经及其核团受损，导致咽部感觉丧失，运动受影响，使食物或水误入气管所致。研究表明，这种麻痹很可能是中风的表现，需要及早给予脑血管扩张药及溶栓药物，不仅有利于治疗吞咽麻痹，还可能预防中风进展。

7. 手指麻木

手指麻木的异常感觉,在许多疾病中都可出现,如颈椎病、糖尿病。虽然手指麻木不一定会发生中风,但对于年龄在 40 岁以上的中年人来说,如果经常伴有头痛、眩晕、头重脚轻、舌头发胀等症状,且有高血压、高血脂、糖尿病或脑动脉硬化等疾病史时,应多加以注意,警惕中风发生。

8. 说话吐字不清

脑供血不足使掌管人体运动功能的神经失灵,常见症状之一是突然说话不灵或吐字不清,甚至不会说话,但持续时间短,最长不超过 24 小时,应引起重视。

9. 原因不明的跌跤

由于脑血管硬化,引起脑缺血,协调运动功能的神经失灵,而容易发生跌跤,也是一种中风先兆症状,应及时请医生诊治。

10. 嗜睡

中老年人一旦出现原因不明的困倦、嗜睡现象,一定要高度重视,很可能是缺血性中风的先兆。据医学观察,大约有 75.2% 的人在中风前有嗜睡症状,嗜睡者大多在半年内发生中风。这是最早出现的中风先兆,更有预防意义。

11. 精神状态发生变化

性格一反常态,如变得沉默寡言,或多语急躁,或出现短暂智力衰退,均与脑缺血有关,可能是中风先兆。

第四节　季节与脑血管疾病

一、 定义

脑血管疾病(cerebrovasculer disease)是各种原因导致的脑血管病变或血流障碍所引起的脑部疾病的总称,可分为缺血性疾病和出血性疾病。

二、 脑血管疾病的分类

(1)缺血性脑血管疾病。

(2)出血性脑血管疾病。

(3)动静脉畸形。

(4)动脉炎。

(5)静脉窦血栓。

(6)血管性痴呆。

三、 季节变化对脑血管疾病的影响

每年10月至次年3月气温骤寒骤暖时是脑血管疾病发病的高峰期。

春季：冷暖交替。

夏季：热（出血性脑血管疾病多见）。

秋季：热、干。

冬季：冷、干（缺血性脑血管疾病多见）。

第五节　高血压患者居家照护

一、高血压的治疗

健康的生活方式是高血压防治的基石，合理使用降压药是血压达标的关键。

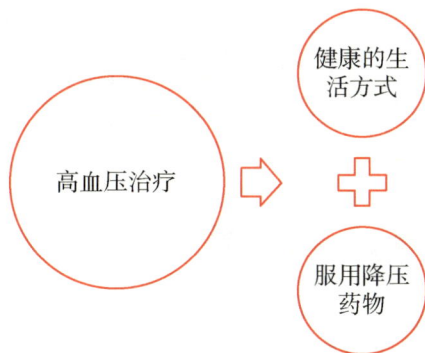

高血压治疗 ⇒ 健康的生活方式 ＋ 服用降压药物

两者缺一不可

（一）健康的生活方式

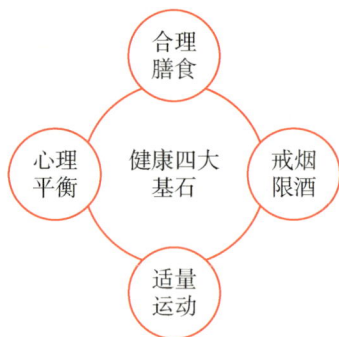

1. 合理膳食

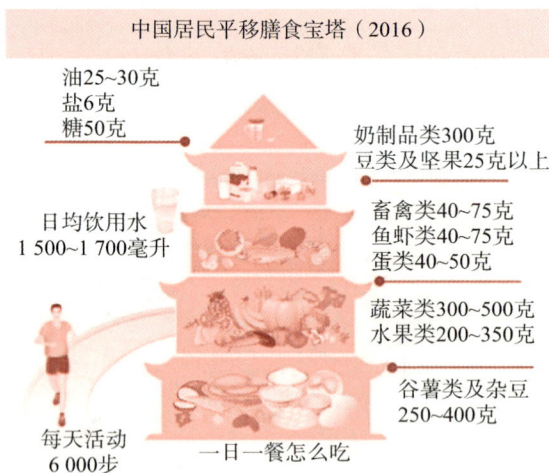

中国居民平移膳食宝塔（2016）

油25~30克
盐6克
糖50克

奶制品类300克
豆类及坚果25克以上

日均饮用水
1 500~1 700毫升

畜禽类40~75克
鱼虾类40~75克
蛋类40~50克

蔬菜类300~500克
水果类200~350克

谷薯类及杂豆
250~400克

每天活动
6 000步

一日一餐怎么吃

总原则：低盐饮食、限制总热量，尤其是控制油脂类型和摄入量、营养均衡。

1）限盐

中国营养学会推荐钠盐日摄入总量：健康人 6 克、高血压患者 3 克。

$$每天多吃 2 克盐 = 血压升高 2\,mmHg$$

2）限制总热量

控制油脂类型和摄入量，油脂分为饱和脂肪酸和不饱和脂肪酸。

（1）含饱和脂肪酸的食品：动物性脂肪中含饱和脂肪酸较多，室温下这些脂肪是固态或膏状的，加热后变成液体。在肥肉、动物内脏、禽类的皮及牛奶里含量高。

（2）含不饱和脂肪酸的食品：植物油（橄榄油、茶油、菜籽油、玉米油、葵花籽油等）和鱼油在室温下为液态。鱼油中富含的不饱和脂肪酸，有助于预防血管疾病，所以要尽量多吃鱼类。

（3）含高胆固醇的食物：动物内脏、蟹黄、鱼子、蛋黄及鱿鱼等。

（4）烹调油：每日烹调油用量小于 25 克（相当于 2.5 汤匙）。

2. 营养均衡

（1）主食每天 200 克（女），300 克（男）。

（2）粗粮、细粮搭配。

（3）适量补充蛋白质。

（4）增加钾摄入，每天最好吃 400 克蔬菜、200 克水果。

（5）增加钙摄入：低脂或脱脂牛奶、虾皮、小鱼干。

（6）膳食纤维：会吸附并排泄掉肠内多余的盐分、脂肪和糖类。

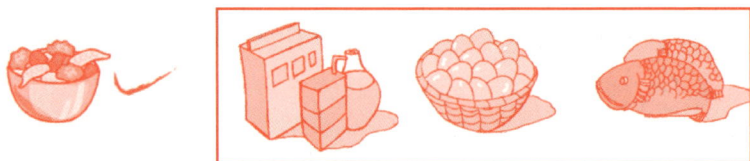

鱼油中富含不饱和脂肪酸，鱼肉为优质蛋白

3. 适量运动

规律的体力活动可降低收缩压 4～9 mmHg，适度的运动还有减肥、降脂及降糖效果。

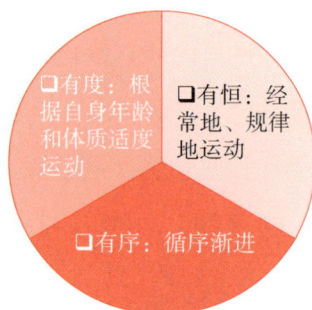

运动三原则

1）运动的最佳形式——有氧运动

（1）特点：强度低、有节奏、不中断、持续时间长。

（2）有氧运动类型：如步行、慢跑、游泳、骑车、爬楼、登山、球类及健身操等。

（3）适合老年人的运动：散步、太极拳、瑜伽及体操。

2）体重控制标准

"体重指数"（BMI）用来评价体重：BMI = 体重（千克）÷

身高^2（米^2）。

体重正常	超重	肥胖
18.5≤BMI<24.0	24.0≤BMI<28.0	BMI≥28.0

4. 戒烟限酒

WHO 明确界定吸烟是一种疾病。烟草含有 2 000 余种有害物质，吸烟使罹患心脏病的风险增加 2～4 倍。高血压患者不提倡饮酒，如饮酒，则少量，葡萄酒、黄酒每天在 100 毫升以内，60°白酒每天在 25 毫升以内，啤酒每天在 300 毫升以内。

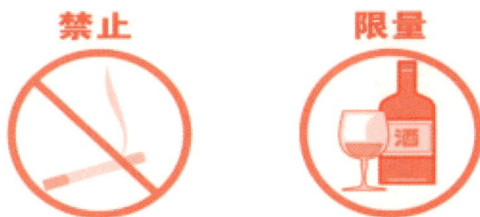

5. 心理平衡

（1）看看逗笑的电视节目或听听悠扬的音乐，闭目回忆过去美好、温馨的情景。

（2）买一个计步器，每天走 5 000 步。

（3）外出旅游，购物逛街。

（4）和亲友打个长电话，释放忧虑。

（5）回家和孩子玩耍。

（二）服用药物

1. 总目标

使血压达标，最大限度地降低心脑血管疾病发病及死亡的总体危险。一般高血压患者控制在 140/90 mmHg 以下，老年（≥65 岁）患者控制在 150/90 mmHg 以下。舒张压低于 60 mmHg 的冠心病患者，应密切监测，逐渐实现降压目标。血压并非越低越好，收缩压降至 110 mmHg 以下并不能带来更多的获益。

2. 血压达标的要求和时间

平稳达标、长期达标，避免血压下降速度太快以及降得过低；经过 4～12 周的治疗使血压达标。

3. 常用降压药物

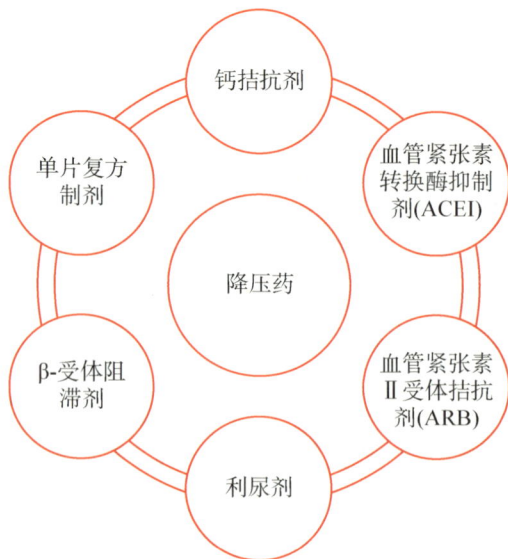

4. 用药原则

（1）小剂量开始，逐渐增加剂量或联合用药，获得疗效的同时使不良反应最小。

（2）优先应用长效制剂，尽量使用每天 1 次给药而有持续 24 小时降压作用的长效药物，可 24 小时控制血压平稳，更有效地预防心脑血管事件。

（3）联合治疗，对二级以上的高血压或高危患者可采用不同作用机制的降压药联合治疗。

（4）个体化治疗，根据患者具体情况选用更适合该患者的降压药。

（5）在治疗高血压的同时，综合干预所有心血管风险因素，处理各种并存的临床疾患。

（6）长期治疗的重要性：患者需要有长期治疗的理念，要学会血压的自我管理，在长期治疗中尽可能使血压达到或接近目标血压。

二、 血压的监测

1. 家庭自测血压

鼓励患者使用电子血压计，推荐使用经过国际标准认证的上臂式电子血压计（ESH、BHS、AAMI），逐步淘汰汞柱血压计。

（1）充气：自动充气，使用方便。

（2）放气：自动放气，速度均匀，测量结果偏差小。

（3）显示方法：使用液晶屏显示结果，比较直观。

（4）适用对象：医用/家用。

（5）环境影响：不含汞，不存在对医生的危害和环境破坏问题。

2. 电子血压计血压测量方法

（1）测量血压之前 5～10 分钟开始就应该保持心情平静，使自己的精神安静下来。精神紧张、情绪波动大、剧烈运动和活动之后测量的血压值都是不准确的。

（2）测量血压前，最好裸露手臂上臂，不要把长袖袖子卷起来造成压迫上臂血管，而造成血压测值不准确。

（3）取坐位，手掌向上平伸，肘部位于心脏水平，上肢胳膊与身躯呈 45°角，手放轻松勿握拳。

（4）将袖带平整地缠绕于上臂中部（不能缠在肘关节部）。袖带的下缘距肘窝 1～2 cm。袖带卷扎的松紧以能够刚好插入一指为宜。缠得过紧，测得的血压偏低；而缠得过松则测得的血压偏高。袖带的胶管应放在肱动脉搏动点。

（5）测量血压的时候不要说话，不要屏住呼吸，要自然呼吸。

（6）测血压需一次完成，若未完成则应松开袖带，休息 2～3 分钟再重新测量。

（7）测血压过程中如发现血压有异常，应等待一会再重测。两次测量的间隔时间不得少于 3 分钟，且测量的部位和体位要一致。

（8）开始测量血压时，双臂血压皆可测量，如果双臂血压不同，通常右臂的血压值会略高于左臂，记录时应以高的测量数据为准。

（9）高血压患者需定时监测血压，最好每次都能固定时间、固定部位、固定体位进行测量，把所测量的血压值记录下来，以便对照，进行自我健康保健。

三、 高血压管理的 14 个误区

（1）凭感觉用药，根据症状估计血压情况。

（2）降压治疗血压正常了停药。

（3）只服药，不看效果。

（4）不经医生诊治自行购药服用。

（5）担心用药过早，长期用药会产生耐药性。

（6）单纯依靠药物，忽视生活方式的改善。

（7）不愿服降压药，只改善生活方式。

（8）靠输液治疗高血压。

（9）间断服药或频繁换药。

（10）认为血压降得越快、越低越好。

（11）化学药物有不良反应，不敢长期用。

（12）迷信保健品、保健仪器、天然药品降压。

（13）有灵丹妙药可根治高血压。

（14）认为自测血压不准确。

第二章 冠心病——你知晓多少

第一节 冠心病的诊治与预防

一、冠心病

（一）什么是冠状动脉

分布在心脏表面,供应心肌的血管叫冠状动脉;冠状动脉分为左右两支,左冠状动脉供应左室前壁、侧壁的血液,右冠状动脉供应下壁及右室的心肌血液。

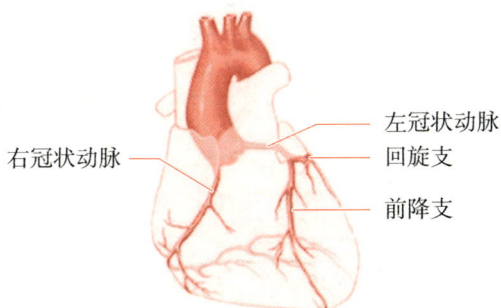

右冠状动脉

左冠状动脉
回旋支
前降支

（二）什么是冠心病

冠心病是冠状动脉粥样硬化性心脏病的简称，是由于动脉粥样硬化使血管狭窄或阻塞，导致心肌缺血、缺氧而引起的心脏病，也称作缺血性心脏病。

（三）什么是冠状动脉粥样硬化

血液中的胆固醇和血脂异常沉积在血管壁内形成粥状物样的斑块，最终导致血管狭窄和闭塞斑块的增大会阻塞冠状动脉并减少心肌供血，严重时导致心绞痛斑块破裂可形成"血栓"，血管闭塞可导致心肌梗死。

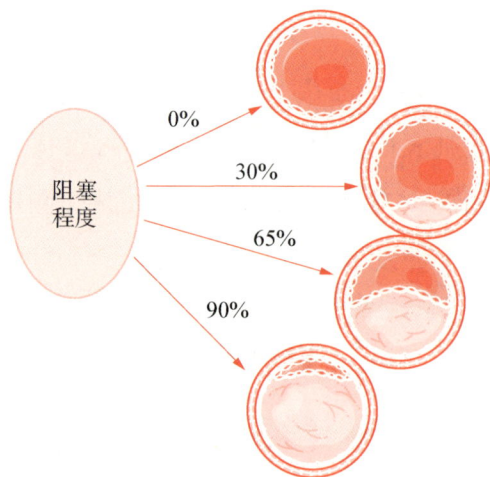

（四）冠心病的风险因素

（1）内在原因：血管内膜功能异常。

（2）外部条件：各种导致异常的外界危险因素。

时间越长病变可能越重，治疗越困难

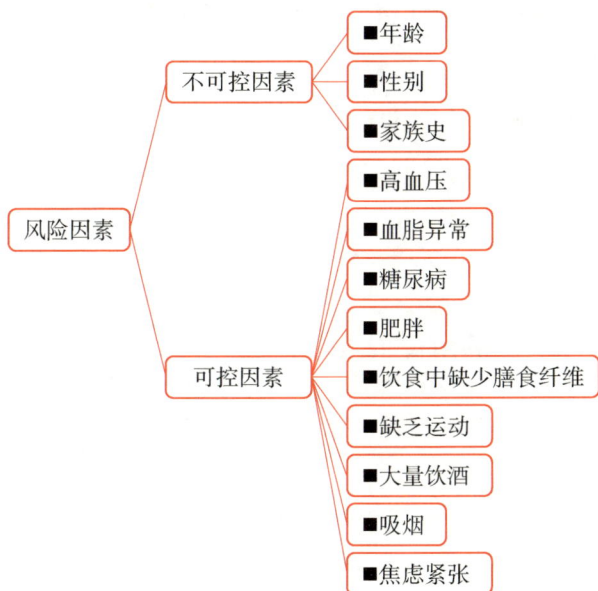

```
                                    ┌─ ■年龄
                         不可控因素 ─┼─ ■性别
                       ╱             └─ ■家族史
                      ╱
                     ╱              ┌─ ■高血压
             风险因素               ├─ ■血脂异常
                     ╲              ├─ ■糖尿病
                      ╲             ├─ ■肥胖
                       ╲ 可控因素 ──┼─ ■饮食中缺少膳食纤维
                                    ├─ ■缺乏运动
                                    ├─ ■大量饮酒
                                    ├─ ■吸烟
                                    └─ ■焦虑紧张
```

（五）冠心病的危害

1. 冠心病发病率

疾病种类	新发病例（万人）
心绞痛	300
心肌梗死	200
心力衰竭	420
心律失常	150
心源性休克	50
猝死	54

每年 300 万人死于与冠心病有关的疾病,平均每 10 秒死亡 1 人,我国每年耗资 3 000 亿元人民币用于冠心病的治疗与控制。

2. 冠心病早期识别

1)冠心病诊断方法

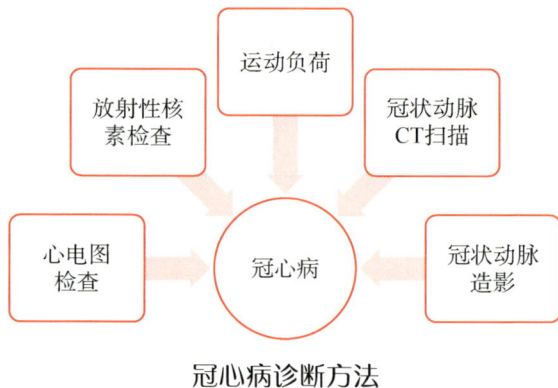

冠心病诊断方法

2)典型症状

(1)胸痛。典型的心绞痛是:胸骨后正中中下 1/3 处,压榨性疼痛,多难以忍受,也呈现为闷、憋、涨,疼痛可以反射到肩背部,激烈时可以伴有出汗,持续时间 3~5 分钟,含服硝酸甘油有效。

(2)胸闷。

(3)咽部紧缩感。

(4)左肩背及上肢酸痛。

（5）胃部不适。

3）不典型症状

（1）胃痛、牙痛。

（2）咽呛、辣嗓子。

（3）感冒、气管炎、肺炎。

（4）腹痛、腿痛、胳膊痛。

3. 心肌梗死

心肌梗死的胸痛表现十分剧烈，主要位于胸前，持续时间大于 30 分钟，常伴有濒死感，大汗、恶心、呕吐，含硝酸甘油不能缓解，更重者可以发生心力衰竭、休克和猝死。需警惕可能发生"急性心肌梗死"，应迅速前往医院急诊就诊。

也是冠心病中极其危重的一种病证，需紧急处理！

4. 急性心肌梗死如何自救

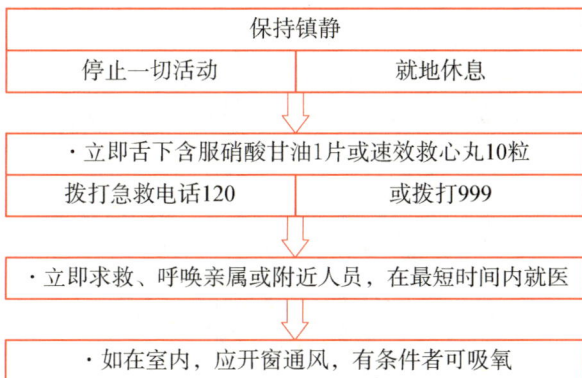

保持镇静	
停止一切活动	就地休息

·立即舌下含服硝酸甘油1片或速效救心丸10粒	
拨打急救电话120	或拨打999

·立即求救、呼唤亲属或附近人员，在最短时间内就医

·如在室内，应开窗通风，有条件者可吸氧

5. 冠心病药物治疗

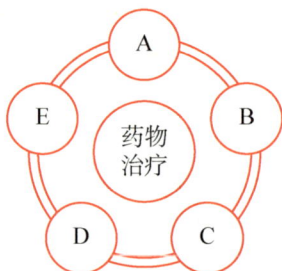

A. 抗血小板制剂：减少血栓形成，防止血管堵塞
B. β受体阻滞剂：减少心肌缺血
C. 他汀类调脂药：稳定斑块预防破裂
D. 硝酸酯类：扩张冠状动脉，改善供血
E. 转化酶抑制剂：降低心脏工作负荷，减少缺血

6. 给冠心病患者的十条建议

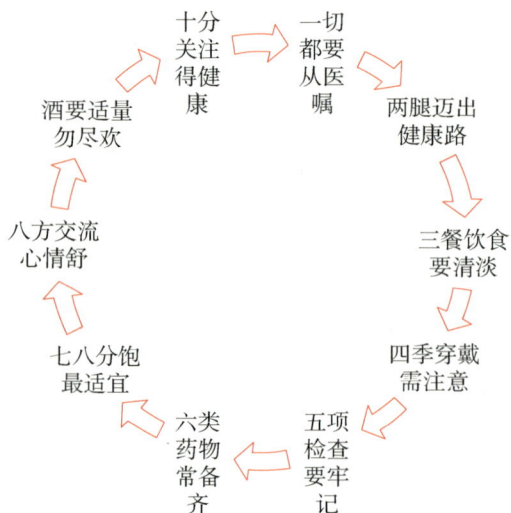

第二节 冠脉造影

1. 什么是冠脉造影术

用特制的心导管经股动脉、桡动脉送到主动脉根部，分别插入左、右冠状动脉口，注入造影剂使冠状动脉及其主要分支显影，能较明确地揭示冠状动脉的解剖畸形及其阻塞性病变的位置、程度与范围。

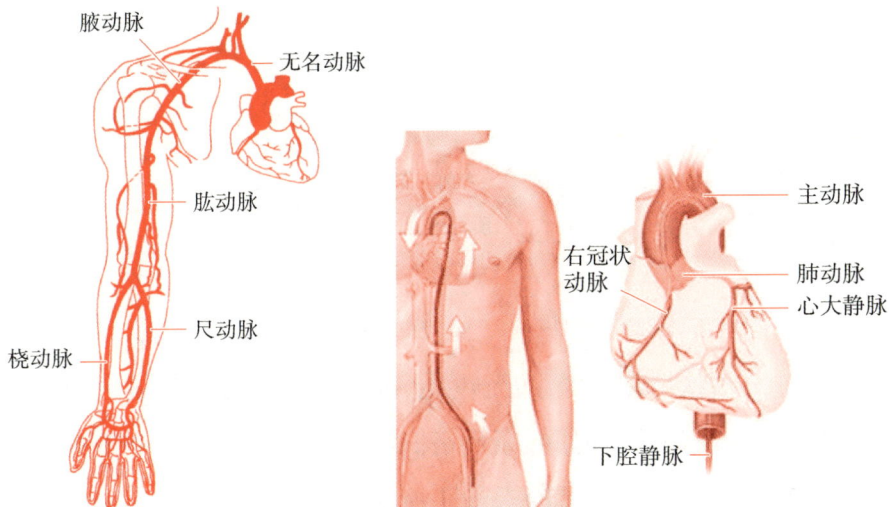

腋动脉
无名动脉
肱动脉
尺动脉
桡动脉
主动脉
右冠状动脉
肺动脉
心大静脉
下腔静脉

2. 经桡动脉及经股动脉

桡动脉常用，不需采用强迫卧位24小时，术后即可下床活动，24小时即可解除压迫止血器，患者感觉非常舒适，特别适合有腰椎间盘突出不能卧床的患者,且术后并发症少。

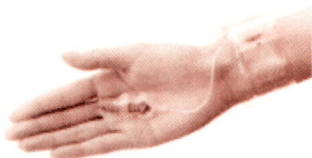

经桡动脉术后穿刺点清晰可见,易观察,恢复快,一般活动不受影响,体感舒适,易接受。

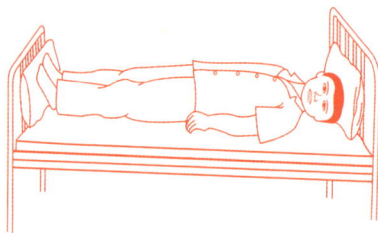

经股动脉术后平卧 24 小时,术侧肢体制动,床上大小便,穿刺点加压包扎不易观察,易出现并发症,患者体感极度不适。

3. 术前准备

清淡饮食	良好睡眠	严格按医嘱服药
检查	预防感冒	心理准备

4. 术后观察和护理

(1)桡动脉止血器加压包扎,每 2 小时放气一次,根据患者个人情况如手术时间、凝血情况等,每次大约放 2 ml 气体,共放 4 次,次日早晨可以拆除止血器。

(2)密切观察患者穿刺部位有无出血、血肿。

(3)密切观察术肢的皮肤温度、颜色、感觉的改变,桡动脉搏动情况,是否剧烈疼痛,观察术肢上臂是否肿胀。

(4)术后 4～6 小时内可抬高患肢,以缓解患者的肿胀。

（5）拆除止血器后，伤口 3 天不要沾水，术肢 3 天尽量不要测血压，7 天不要提重的东西。

（6）术后第 1、2、3 小时内每小时饮水 400～500 ml，一般术后 24 小时内饮水量 1 500～2 000 ml，患者自身感受，少量多饮，以不引起胃部不适为前提。术后 3 小时内尿量最好能达 800 ml。

（7）对于术前肾功能异常者（尤其是肌酐清除率＜30 mL/min），术前 6～12 小时及术后 12 小时持续静脉输入生理盐水 1～1.5 mL/（kg·h）水化治疗。

（8）遵医嘱服药：氯吡格雷、阿司匹林及他汀类药物等。

（9）饮食不宜过饱，清淡饮食。

（10）定期坚持门诊随访、术后复查：出院后 1～6 月内每月复查一次，6 个月后可延长至每 3 个月复查一次，坚持定期门诊随访。

第三节　"骇人听闻"的冠状动脉支架植入术

1. 什么是经皮冠状动脉支架植入术

经皮冠状动脉支架植入术（PTCA）是一种机械性的介入治疗手段，支架植入术是处理急性血管闭塞最有效的手段，它是将金属支架永久性地置放于冠状动脉病变处，经球囊扩张释放或自膨胀方式支撑住血管壁，以保持冠状动脉管腔的开放，降低急性心肌梗死病死率。

2. 适应证

（1）冠状动脉狭窄程度＞75％以上。

（2）必须有心绞痛、胸闷、胸痛等冠心病症状。

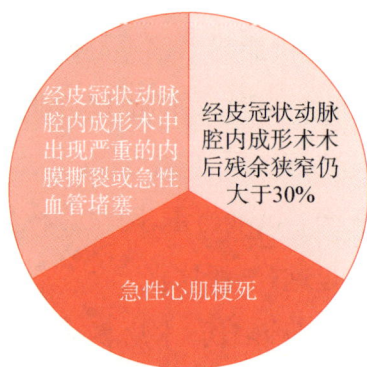

3. 禁忌证

（1）有出血性疾病、严重肝肾功能障碍的患者。

（2）无保护左主干病变，或左主干末端或分叉病变。

（3）冠状动脉多支严重弥漫性血管病变，尤其是有糖尿病的患者。

（4）左室射血分数小于40％的患者。

（5）＜2 mm的小血管病变，或冠脉狭窄程度＜50％的病变。

（6）心肌梗死合并室壁瘤，需行室壁瘤切除的患者。

4. 术前准备

支架植入术前应服用阿司匹林和氯吡格雷,以预防血栓形成。糖尿病患者要及时进行血糖监测,要解除患者紧张和焦虑情绪,保证好睡眠,消除精神紧张;还要做好术前的皮肤准备。

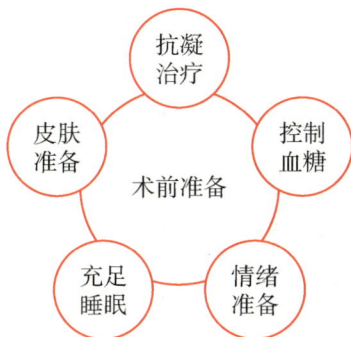

5. 术后注意事项

(1) 手术后,必须卧床休息,切记不能屈曲或用力移动。

(2) 为避免发生急性支架内血栓,需定时服用抗血小板药物,要定时抽血,以便调节药物剂量。

(3) 导管鞘会在术后 6 小时取出,伤口需由医师按压止血,并用沙袋加压 4 小时,以防止出血,并且平躺 8 小时。

(4) 术后可以恢复正常饮食,应多喝水,帮助显影剂排出,以减少肾脏负担。

第四节　关于起搏器

（一）什么是人工心脏起搏器?

起搏器代替心脏起搏点发放微弱的脉冲电流,通过电极导管刺激心脏中仍具有兴奋、传导和收缩功能的心肌,引起心房和心室相应的收缩,维持心脏的泵血功能,称为人工心脏起搏器。

人工心脏起搏器,就是一个人为的"司令部",由脉冲发生器发放一定的脉冲电流,通过起搏电极传到心肌,局部心肌被兴奋并向周围传导,最终使整个心室与心脏兴奋收缩从而代替心脏自起搏点维持有效心搏。

（二）人工心脏起搏器的构成

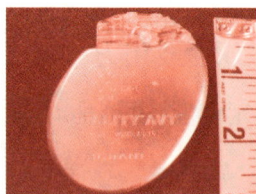 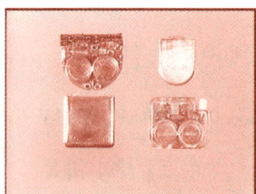 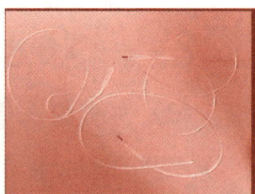

脉冲发生器　　　　　　电池　　　　　　电极及导线

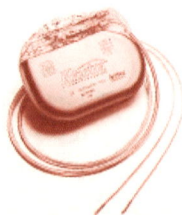
永久埋藏式心脏起搏为起搏器放置在胸壁胸大肌前皮下组织中,可有单极、双极、三极导管,置于右心室、右心房和左心室。

（三）起搏器的安装

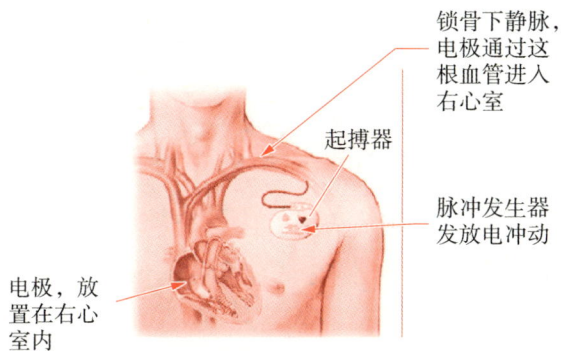

锁骨下静脉，电极通过这根血管进入右心室

起搏器

脉冲发生器发放电冲动

电极，放置在右心室内

1. 心脏起搏器安装前需注意什么？

1）了解患者的健康史

（1）了解患者的发病情况及以往的诊治过程。

（2）一般资料：年龄、性别、身高、体重、发育、饮食习惯及营养状况。

（3）家族史：家族中有无患心脏病的患者。

（4）既往史、药物史：有无其他疾病及药物过敏史。

2）了解患者的身体状况

（1）了解疾病的特点、类型、重要脏器的功能等，以及病人需要安装起搏器的类型。

（2）心脏和全身症状：如患者的心率、心律、体温情况及活动耐受情况和自理能力等。

（3）辅助检查：心电图、心脏多普勒检查、血常规及出凝血时间检查。

（4）心理及社会支持情况：由于起搏器价格高，应了解患者家属对手术的支持程度、患者的心理状态，以及对术后康复知识的了解和掌握程度。

2. 心脏起搏器安装的术前护理

（1）完善常规检查；备皮，铺气垫床；术前左上肢建立静脉留置通路；行抗生素皮试，停用抗凝及抗血小板聚集药物。

（2）穿病员衣，取下首饰、活动性义齿、眼镜等，训练床上大小便。

（3）做好心理护理，不要紧张，保证充足的睡眠。

（4）手术当日可进食、水，按时服药，切忌饱餐。

3. 心脏起搏器安装的术后护理

（1）与导管室人员做好交接，了解术中情况。

（2）观察起搏功能情况，护士交班时数脉搏。

（3）遵医嘱静滴抗生素预防感染。

（4）加压止血、康复训练。

（5）术后伤口沙袋压迫 6～8 小时，72 小时内绝对卧床，取平卧位，非手术侧肢体随意活动，术侧上肢当日练习握拳、活动肘关节动作；24 小时后被动活动肩关节，避免术侧肩关节大幅度运动，以防电极脱位或切口出血，单纯更换起搏器患者术后 6～8 小时即可下床活动，但仍须注意保护切口。

4. 心脏起搏器安装的注意事项

（1）严格无菌操作，刀口处持续弹力绷带加压包扎，次日早晨由医生解除，注意敷料是否清洁、干燥，伤口有无红、肿、热、痛。

（2）无恶心、呕吐等症状，可进清淡、易消化、产气少、高纤维素的饮食，少量多餐。

（3）卧床期间，铺气垫床，加强皮肤护理，防止压力性损伤，加强生活护理及健康教育。

（4）保持大便通畅，避免腹压增加的因素。

（四）起搏器对日常生活的影响

1. 旅行

（1）埋植起搏器的患者，可以外出旅行，乘飞机、火车均可。

（2）患者应随身携带起搏器卡，卡片注有姓名，年龄，安装起搏器的类型、型号、安装日期等，以便发生意外就近检查。

（3）机场安检时，不会影响起搏器工作。可出示起搏器卡给工作人员，以免造成不必要的误会。

2. 工作

埋植起搏器的患者术后可以恢复正常工作，除非合并器质性心脏病需要休息治疗。对起搏器依赖的患者应避免在强电磁场的环境下工作。

3. 运动

（1）埋埴起搏器的患者可从事一般性运动，不必太限制,如散步、高尔夫、门球都可以。

(2)避免参加有猛烈接触或剧烈震动的运动,如足球、橄榄球、马拉松、竞走、骑马及碰碰车等。

(3)避免对起搏器有压迫的活动。

(4)避免剧烈扩胸运动,突然牵拉活动力体位变动,以免直接性损伤引起电极导线断裂或起搏器损害。

(5)活动时注意不要过分使用肩臂部位。术侧上肢避免上举、提重物,如举重。

4. 使用电器注意事项

(1)一般的家用电器,如电视、电烤箱、微波炉等不会对起搏器有影响。

(2)手机离开起搏器15厘米以上可安全使用。

(3)不要将磁铁靠近起搏器。

5. 避免医院电磁干扰源干扰起搏器工作

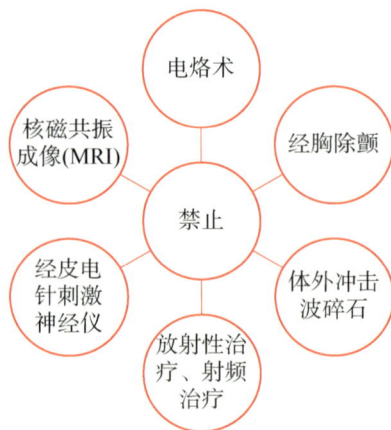

电烙术

核磁共振成像(MRI)

经胸除颤

禁止

体外冲击波碎石

经皮电针刺激神经仪

放射性治疗、射频治疗

因其他疾病去医院就诊时，应将起搏器情况告知医生，以避免对起搏器有不良影响的检查和治疗。

（五）起搏器随访及注意事项

（1）使用年限一般是 5～10 年。随身携带起搏器卡（起搏器型号、有关参数、安装日期、品牌等）。

（2）定期随访，术后 1 个月内 1 次，3 个月内 1 次，之后每半年一次。年限前 1～2 年，随访时间变为 1～3 个月。

（3）每天安静时（特别是早上起床时）数脉搏，然后记录，如静息时脉搏数少于起搏器频率 5 次/分，并伴有心慌、胸闷等不适，应及时到医院检查。

（4）若发生心悸、胸闷、头晕、黑矇、持续性呃逆、起搏器上的皮肤持续性跳痛或肿胀、自测脉搏缓慢等，应立即就诊。

第五节 心脏病的家庭急救

心脏病（heart disease）是一类常见循环系统疾病。流行病学研究显示，心血管疾病的患病率和病死率在持续升高，其中冠心病已逐渐成为常见的心脏病之一。

1. 心绞痛的急救

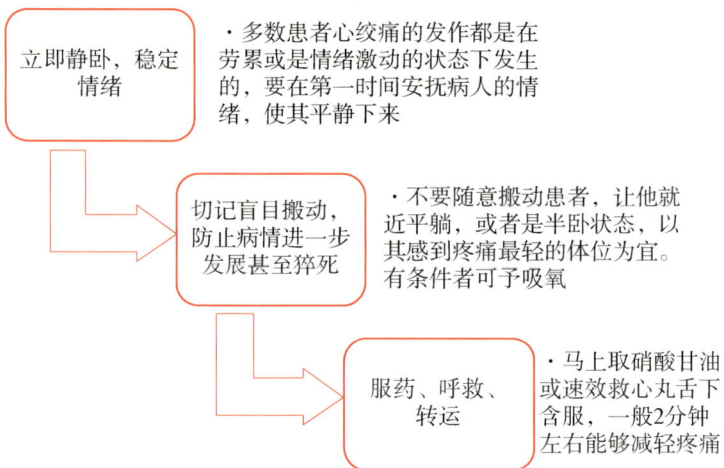

立即静卧，稳定情绪

· 多数患者心绞痛的发作都是在劳累或是情绪激动的状态下发生的，要在第一时间安抚病人的情绪，使其平静下来

切记盲目搬动，防止病情进一步发展甚至猝死

· 不要随意搬动患者，让他就近平躺，或者是半卧状态，以其感到疼痛最轻的体位为宜。有条件者可予吸氧

服药、呼救、转运

· 马上取硝酸甘油或速效救心丸舌下含服，一般2分钟左右能够减轻疼痛

2. 心肌梗死的急救

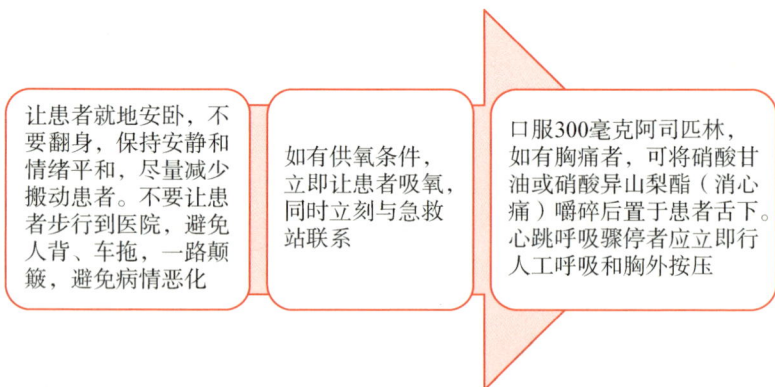

让患者就地安卧，不要翻身，保持安静和情绪平和，尽量减少搬动患者。不要让患者步行到医院，避免人背、车拖，一路颠簸，避免病情恶化

如有供氧条件，立即让患者吸氧，同时立刻与急救站联系

口服300毫克阿司匹林，如有胸痛者，可将硝酸甘油或硝酸异山梨酯（消心痛）嚼碎后置于患者舌下。心跳呼吸骤停者应立即行人工呼吸和胸外按压

3. 心搏骤停

心搏骤停指由于各种原因引起的心脏突然停止跳动，临床表现为扪不到大动脉搏动和心音消失；继之意识丧失，呼

吸停止,瞳孔散大,若不及时抢救可引起死亡。

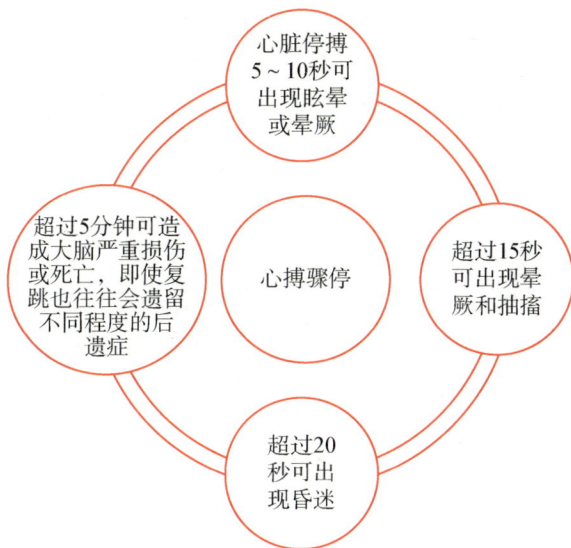

（1）评估现场环境,要保证已经脱离危险环境才能进一步实施救人的步骤;

（2）启动 EMS:打 120 叫救护车!!! 并大声呼救! 询问周围是否有医疗工作者或者经过急救培训的人员;如果现场有多人,就须有人呼救同时有人做急救操作,分工合作;尽快取得 AED。

（3）判断呼吸心跳停止:检查患者意识、脉搏和呼吸:拍肩膀并大声呼叫患者,观察是否有反应;快速检查颈动脉是否有搏动;对于非专业急救人员,可将耳朵靠近患者鼻孔同时注视其胸部观察是否有呼吸、胸部是否有起伏。只要发现无反应的患者没有自主呼吸就应开始心肺复苏。

4. 心肺复苏

心肺复苏第一步"胸外按压"。找到胸骨中下段 1/3，也即是两乳头连线的中点位置，或剑突上两横指。把手掌根部放在两乳头连线中点位置，手掌根部重叠，双手十指交叉相扣，按压深度为至少 5 cm。按压频率控制在 100～120 次/分，放松与按压比例为 1∶1，注意需让胸廓回弹。

心肺复苏第二步"开放气道"。救援者需将伤者姿势摆正为仰卧位置，处于伤者右侧以方便施救。左手掌根轻压于伤者额头，并用右手示指与中指将伤者的下巴轻轻抬起。查看伤者是否还有呼吸或呼吸是否顺畅。开放气道是口对口人工呼吸前的必须动作，对于发生心跳呼吸停止没有意识的患者，其肌肉是松弛的。因此，舌根后坠，气道阻塞是非常常见的情况。一定要在人工呼吸前做开放气道动作就是为了避免吹气吹不进去。

心肺复苏第三步"人工呼吸"。人工呼吸前要注意清理口腔（如可见有液体、固体异物、假牙等阻塞无意识患者的气道时，可采用手指清除法）。一般采用托颌法/仰头抬颏法。人工呼吸时注意捏闭鼻孔、口对全口、自然吸气、适力吹入。每次吹气持续 1 秒以上、连续吹气 2 次、胸廓起伏避免过度通气、不要吹气过多或吹气过猛。

心肺复苏主要就包括"胸外按压""开放气道""人工呼

吸"这3个步骤。注意：在此过程中，要确保患者仰卧于平地上，同时保持呼吸通畅，以每个周期30次按压和2次人工呼吸进行心肺复苏。给予人工呼吸前，正常吸气即可，无须深吸气；所有人工呼吸（无论是口对口、口对面罩、球囊－面罩或球囊对高级气道）均应该持续吹气1秒以上，保证有足够量的气体进入并使胸廓起伏；如第1次人工呼吸未能使胸廓起伏，可再次用仰头抬颏法开放气道，给予第2次通气；过度通气（多次吹气或吹入气量过大）可能有害，应避免过度通气。

5. 急性左心衰竭的家庭急救

急性左心衰竭指因某种原因在短时间内使心肌收缩力明显降低和（或）心脏负荷明显增加，导致心输出量急剧下降，肺循环压力急剧上升而引起的临床综合征，特征为咳粉红色泡沫痰。

夜间阵发性呼吸困难	肺动脉楔压升高	肺淤血：咳嗽、咳痰、呼吸困难
坐立不安	混乱端坐呼吸	心动过速
劳力性呼吸困难	疲劳	发绀

（1）首先要让患者安静，取端坐位，有条件的马上吸氧。

（2）松开领扣、裤带。让患者取坐位，双腿下垂，以减少静脉回流。

（3）可口服硝酸甘油、呋塞米（速尿）片，限制饮水量。

（4）打 120 急救电话送患者去医院救治，注意转运安全。

第三章　危险的"糖"

第一节　认识糖尿病

一、糖尿病的科学定义

糖尿病是一组以高血糖为特征的代谢性疾病。高血糖则是由于胰岛素分泌缺陷或其生物作用受损,或两者兼有而引起。长期存在的高血糖,导致各种组织,特别是眼、肾、心脏、血管及神经的慢性损害及功能障碍。

二、糖尿病的诊断标准

状态	正常（mmol/L）	血糖增高（mmol/L）	糖尿病（mmol/L）
空腹	<6.1	6.1~7.0	>7.0
餐后 2 小时	<7.8	7.8~11.1	>11.11

三、 糖尿病的临床表现

（1）代谢紊乱综合征：三多一少。

（2）并发症和（或）伴发病。

（3）低血糖：反应性低血糖。

四、 糖尿病高危人群的诊断标准

（1）年龄≥45 岁、体重指数（BMI）≥24 者，以往有葡萄糖耐量异常（IGT）或空腹血糖受损（IFG）者，糖化血红蛋白（HbA1c）在 5.7％～6.5％。

（2）有糖尿病家族史者。

（3）有高密度脂蛋白胆固醇（HDL）低（＜0.9 mmol/L）和（或）甘油三酯（＞2.8 mmol/L）者。

（4）有高血压（成人血压≥140/90 mmHg）和（或）心脑血管病变者。

（5）年龄≥30 岁的妊娠妇女有妊娠糖尿病史者，曾分娩大婴儿（≥4 kg），有不能解释的滞产者，有多囊卵巢综合征的妇女。

（6）常年不参加体力活动。

（7）使用糖皮质激素、利尿剂等。

五、 糖尿病的分型

1. 1型糖尿病

胰岛 B 细胞破坏引起胰岛素绝对缺乏,依赖胰岛素维持生命。

(1)发病年龄通常小于 30 岁。

(2)中度至重度的临床症状。

(3)体形消瘦。

(4)起病迅速。

(5)明显体重减轻。

(6)需注射胰岛素维持生存。

2. 2型糖尿病

胰岛素抵抗和胰岛素分泌缺陷最常见,占 94% 左右。

(1)缓慢起病——常无症状。

(2)肥胖。

(3)较强的 2 型糖尿病家族史。

3. 其他特殊类型的糖尿病

如胰腺疾病或内分泌疾病、药物引起的、遗传疾病伴有的糖尿病。

4. 妊娠糖尿病

发生在妊娠期间。

(1)糖尿病家族史者。

（2）45 岁以上/肥胖者。

（3）有巨大胎儿史者。

（4）工作高度紧张。

（5）长期高热量饮食者。

（6）高血压/高血脂/吸烟者。

六、 糖尿病的预防和治疗

1. 预防糖尿病的三道防线

（1）一级预防。树立正确的进食观和合理的生活方式，最大限度地降低糖尿病的发生率。

（2）二级预防。定期检测血糖，以尽早发现无症状性糖尿病。

（3）三级预防。对糖尿病慢性合并症加强监测，预防或延缓糖尿病慢性合并症的发生和发展，提高生存质量。

2. 治疗的"五驾马车"

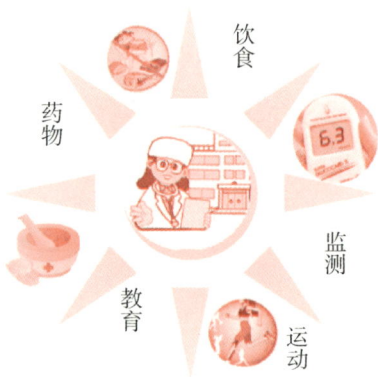

第二节　糖尿病的并发症

一、急性并发症

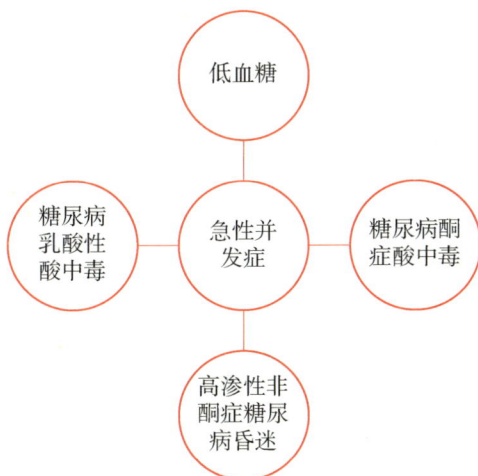

```
         ┌─────────┐
         │  低血糖  │
         └─────────┘

┌─────────┐  ┌─────────┐  ┌─────────┐
│ 糖尿病  │  │ 急性并  │  │糖尿病酮 │
│ 乳酸性  │  │  发症   │  │症酸中毒 │
│ 酸中毒  │  │         │  │         │
└─────────┘  └─────────┘  └─────────┘

         ┌─────────┐
         │ 高渗性非 │
         │ 酮症糖尿 │
         │  病昏迷  │
         └─────────┘
```

（一）低血糖

血糖低于 $2.8\,\mathrm{mmol/L}$（$50\,\mathrm{mg/dL}$）（静脉血浆葡萄糖氧化酶法），糖尿病患者只要血糖值$\leqslant 3.9\,\mathrm{mmol/L}$ 就可以判断为低血糖。

1. 低血糖常见原因

（1）过量胰岛素或口服降糖药。

（2）剧烈活动或过量饮酒。

（3）饥饿或进食量减少。

（4）2型糖尿病早期餐前反应性低血糖。

（5）糖尿病严重肾病致肾功能减退时，对胰岛素和降糖药代谢降低。

（6）其他合并的可引起血糖降低的系统疾病，如严重肝病、恶性肿瘤等。

2. 低血糖症状

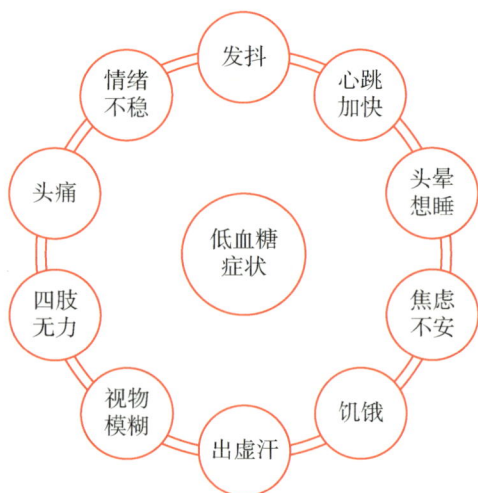

3. 低血糖自我救治

（1）立即食用下列一种可快速升高血糖的食品。

① 饮一杯糖水，含食糖15～20 g。

② 饮一杯葡萄糖水，含葡萄糖15～20 g。

③ 饮一杯果汁或可乐。

④ 吃 1～2 汤匙蜂蜜。

⑤ 吃 6 颗糖块或 2 块饼干(约重 30 g)。

(2) 处理过低血糖后,仍保持原来的饮食计划。

(3) 发生严重的血糖,神志不清时,家属应立即将患者送往医院急诊。

(二) 夜间低血糖

(1) 夜间低血糖可能维持数小时,若患者不惊醒,可能导致猝死。

(2) 如果睡前血糖水平低于 6～7 mmol/L,表明患者可能需在睡前加餐。

(3) 预防措施:睡前适当加餐;减少晚饭前或睡前胰岛素剂量;若剂型不合理,也需调整。

(4) 加强夜间对血糖的监测。

(三) 糖尿病酮症酸中毒

为糖尿病控制不良所产生的一种需要急诊治疗的情况。由于胰岛素不足及升糖激素不适当升高,引起糖、脂肪和蛋白质代谢紊乱,以至水、电解质和酸碱平衡失调,以高血糖、高血酮和代谢性酸中毒为主要表现的临床综合征。

1. 糖尿病酮症酸中毒诱因

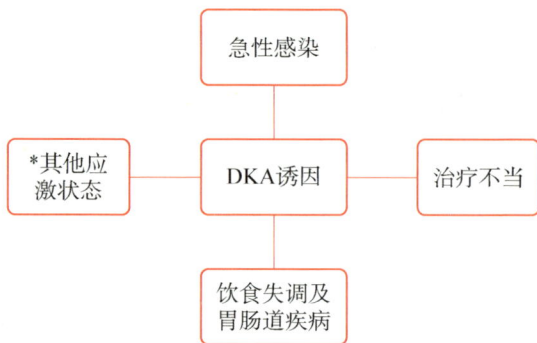

```
              ┌──────────┐
              │  急性感染  │
              └──────────┘
                   │
┌────────┐    ┌──────────┐    ┌────────┐
│*其他应  │────│ DKA诱因   │────│ 治疗不当 │
│激状态   │    └──────────┘    └────────┘
└────────┘         │
              ┌──────────┐
              │ 饮食失调及 │
              │ 胃肠道疾病 │
              └──────────┘
```

* 包括外伤、手术、妊娠、分娩及心肌梗死或脑血管意外等情况。

2. 糖尿病酮症酸中毒临床症状

（1）糖尿病症状加重。

（2）诱发疾病的表现。

（3）神志改变：头痛、头晕、烦躁、嗜睡及昏迷。

（4）呼吸改变：呼出气体有类似烂苹果气味的酮臭味。

（5）脱水和休克症状：心率加快、脉搏细弱、血压及体温下降等。

3. 实验室检查

（1）血糖：多高于 16.6 mmol/L（300 mg/dL），一般在 16.6～27.7 mmol/L（300～500 mg/dL）。

（2）尿糖及尿酮：尿糖多为＋＋～＋＋＋。

（3）血电解质和尿素氮：总体钾、钠、氯均低，尿素氮多升高。

（4）血酸碱度：轻度（pH<7.35），中度（pH<7.20），重度（pH<7.05）。正常人血 pH 范围为 7.35～7.45。

4. 糖尿病酮症酸中毒防治原则

（1）轻度糖尿病酮症酸中毒患者应鼓励进食水，用足胰岛素以降血糖和消酮。

（2）中重度患者应用小剂量胰岛素疗法，必要时纠正水电解质及酸碱平衡；治疗过程中始终注意去除诱因。

二、糖尿病慢性并发症

（一）分类

1. 微血管并发症

（1）糖尿病眼部并发症。

（2）糖尿病肾脏病变。

（3）糖尿病神经病变。

2. 大血管并发症

（1）糖尿病心血管疾病。

（2）糖尿病周围血管疾病。

（3）糖尿病脑血管疾病。

3. 糖尿病足

4. 糖尿病皮肤病变

（二）慢性并发症防治

1. 糖尿病眼部并发症

（1）糖尿病眼部并发症类型：① 糖尿病视网膜病变；② 白内障；③ 青光眼。

（2）如何预防糖尿病眼部并发症？

① 对糖尿病患者应严密观察眼底，根据病程不同，确定随诊时间：3 个月、6 个月或 1 年。

② 如有条件应每年进行眼底血管造影检查。

2. 糖尿病足

（1）糖尿病足的危害。

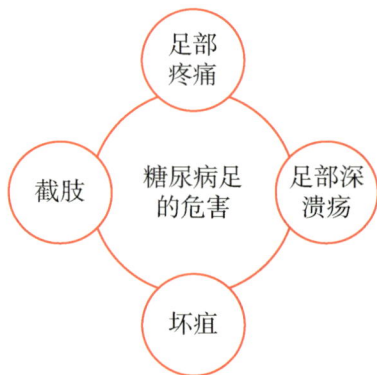

（2）预防糖尿病足的五大关键点。

```
      专科医护人
      员的定期随
      访和检查
   ↗            ↘
医务人员对患          具有保护功能的
者进行预防知          舒适鞋,需有特
识普及            定足够的深度
   ↑             ↓
预防性的外科矫    ←   有压力缓解作用
形手术              的鞋垫,甚至个
                  性制作鞋垫
```

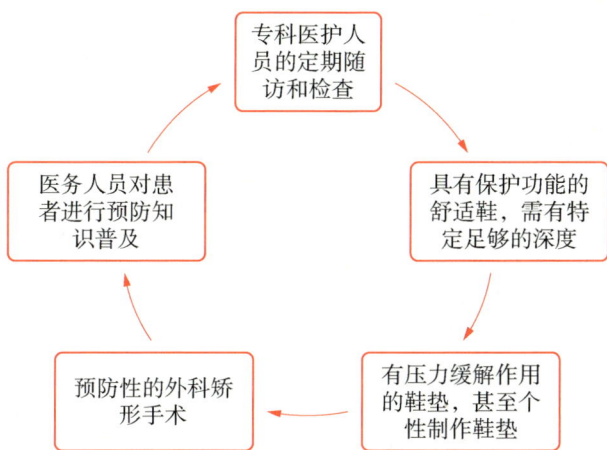

(3) 糖尿病足自我保健要点。

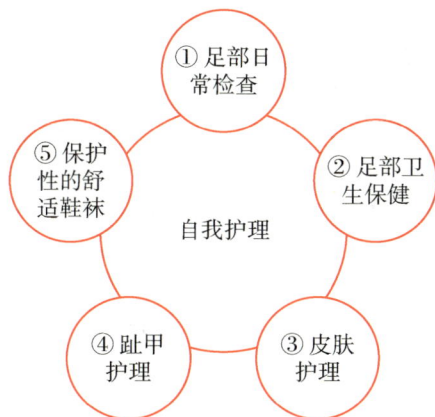

```
        ① 足部日
         常检查
⑤ 保护             ② 足部卫
性的舒             生保健
适鞋袜    自我护理
④ 趾甲             ③ 皮肤
护理               护理
```

(4) 足部日常检查内容。

① 各种损伤、擦伤、水疱。

② 皮肤干燥、皲裂。

③ 鸡眼和胼胝(老茧)。

④ 皮肤温度、颜色。

⑤ 趾甲异常。

⑥ 肿胀、溃疡、感染。

⑦ 霉菌感染。

（5）正确洗脚。

① 不要过分浸泡双脚。

② 使用中性的肥皂。

③ 用手或温度计测量水的温度。

④ 用浅色毛巾擦干脚趾间的水分，并检查有无出血和渗液。

⑤ 保持脚趾间干爽，如果脚趾间因潮湿而发白，可用酒精棉签擦拭处理。

（6）足部皮肤护理。

① 使用皮肤护理膏或霜。

② 同时适当按摩足部，注意不要将护理霜涂抹于足趾间或溃疡伤口上。

③ 严重的足跟皲裂，可以使用含尿素成分的特殊皲裂霜。

（7）修剪趾甲的方法。

① 确保能看得很清楚。

② 直着修剪，避免边上剪得过深。

③ 剪去尖锐的部分。

④ 不要让趾甲长得过长。

⑤ 不要到公共浴室修脚。

（8）鞋袜的选择要点。

① 应在下午时间买鞋。

② 买鞋时，需穿着袜子试鞋。

③ 两只脚同时试穿。

④ 穿鞋时动作要慢。

⑤ 对于新鞋，穿 20～30 分钟后应脱下检查双脚是否有压红的区域或摩擦的痕迹。

⑥ 对于新鞋，从每天穿 1～2 小时开始，逐渐增加穿戴时间，确保及时发现潜在的问题。

⑦ 穿鞋前，应检查鞋里是否存在粗糙的接缝或异物。不要穿外露脚趾的凉鞋，也不要赤脚穿鞋。

⑧ 选择使用天然材料，如棉线、羊毛等制成的袜子。

⑨ 袜子不宜太小，也不能太大。

⑩ 袜子的上口不宜太紧，否则会影响脚的血液循环，袜子的内部接缝不能太粗糙，否则会对脚造成伤害，做到每天更换袜子。

（9）糖尿病足治疗要点。

依据感染损伤的严重程度选择下图中的治疗方案。

（10）日常护理小知识。

① 不要自行使用鸡眼膏治疗鸡眼和胼胝。

② 不要在公共浴室修脚。

③ 不要吸烟。

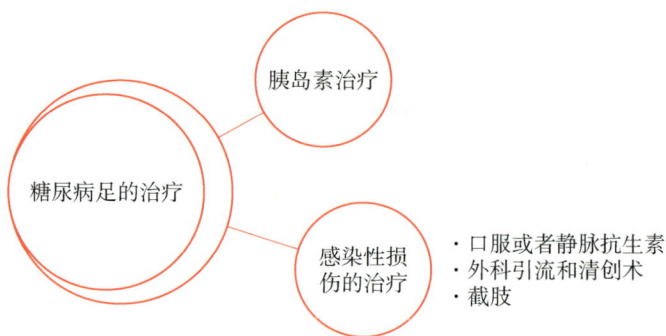

④ 不要离取暖器等热源太近。

⑤ 不要在热沙或水泥地上赤足行走。

⑥ 不要使用暖脚壶。

⑦ 不要使用电热毯。

第三节　糖尿病的胰岛素治疗

一、胰岛素种类

1. 按来源分类

（1）猪胰岛素。

（2）牛胰岛素。

（3）人胰岛素。

（4）人工合成胰岛素。

2. 按效果分类

种类	起效时间	高峰时间	持续时间
超短效	15 分钟	1～2 小时	—
短效	30 分钟	2～4 小时	6～8 小时
中效	1～2 小时	6～12 小时	14～18 小时
预混	30 分钟	2～4 小时；6～12 小时	16～20 小时
超长效	1.5 小时	几乎无高峰	22～24 小时
预混胰岛素类似物	15 分钟	1～2 小时；6～12 小时	16～20 小时

二、 胰岛素给药方法

（1）胰岛素笔。

（2）喷射式注射器。

（3）吸入胰岛素。

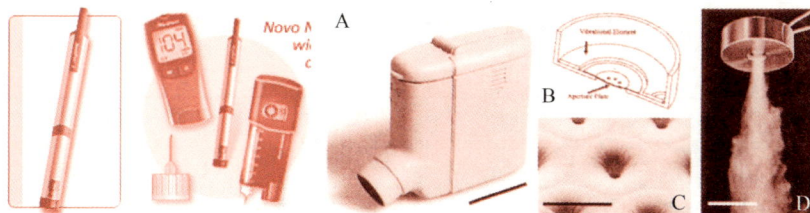

三、 使用胰岛素的指征

（1）非药物和口服药物治疗失效（空腹血糖＞10 mmol/L，餐后血糖＞13.9 mmol/L），需加用胰岛素治疗。

（2）口服有效，但有严重不良反应。

（3）消瘦型 2 型糖尿病应及早使用胰岛素。

（4）应激状态时，如较严重感染、较严重外伤、手术治疗。

（5）发生酮症酸中毒、非酮症高渗昏迷、乳酸性酸中毒。

（6）严重肾、肝、心、脑、眼并发症。

（7）妊娠期。分娩后，可改回原来的治疗。

（8）哺乳期必须选择胰岛素治疗。

（9）重度外阴瘙痒，宜暂用胰岛素治疗。

（10）老年消瘦、营养不良。

（11）合并肺结核，宜用胰岛素。

（12）继发性糖尿病如垂体性糖尿病应用激素类药物。

（13）其他疾病如系统性红斑狼疮、类风湿等，口服降糖药效果不佳。

四、血糖控制目标值

	良好	中等	差
空腹血糖	<6.0 mmol/L	6～7.8 mmol/L	>7.8 mmol/L
2 小时血糖	<8.0 mmol/L	8.0～10 mmol/L	>10.0 mmol/L

老年人：空腹血糖 7～9 mmol/L，2 小时血糖 8～13mmol/L。

五、胰岛素不良反应

1. 常见不良反应

（1）低血糖反应（包括自身免疫性）。

（2）胰岛素性水肿（4～6周）。

（3）眼屈光不正。

（4）体重增加。

（5）高胰岛素血症，促进动脉粥样硬化。

（6）水钠潴留。

（7）视物改变。

2. 其他不良反应（不常见）

（1）皮下脂肪萎缩（免疫反应有关）或肥大（局部营养作用）。

（2）胰岛素过敏。

（3）胰岛素耐药（免疫性胰岛素抵抗）。

（4）胰岛素性神经炎。

六、如何测血糖?

1. 7次法

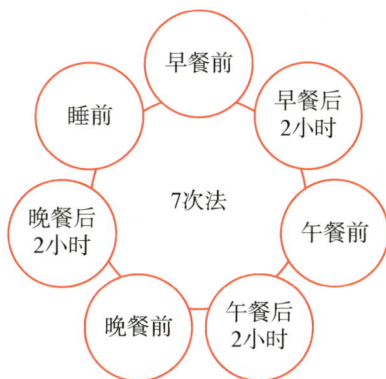

2. 3次法

在每天三餐前测定。

七、高血糖处理

（一）餐后高血糖处理

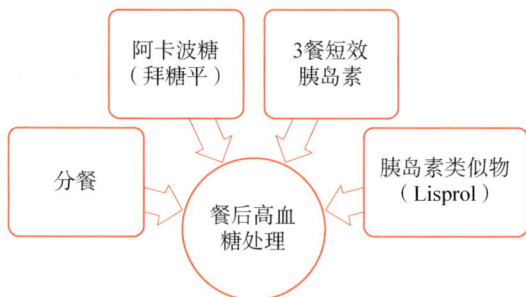

（二）晨间高血糖原因及处理

1. 原因

（1）胰岛素不够。

（2）苏木杰现象:指糖尿病患者夜间低血糖,早餐前高血糖的现象。

（3）黎明现象：由于午夜后体内对抗胰岛素的激素（包括生长激素、糖皮质激素、肾上腺素、胰高血糖素等）分泌增多,对抗了胰岛素的降糖作用,从而导致清晨血糖增高的现象。

2. 处理

（1）测凌晨 2～3 时血糖。

（2）血糖高：胰岛素不够。

（3）低血糖：苏木杰现象，减少胰岛素用量。

（4）黎明现象：睡前胰岛素推迟或晨起提前用胰岛素。

八、胰岛素保存

1. 没有开封的胰岛素

（1）2～8℃可保存达 30 月。

（2）室温（25℃）瓶装胰岛素可保存 6 周。

2. 已开封的胰岛素

（1）2～8℃可保存达 3 月。

（2）笔芯胰岛素可保存 4 周。

九、胰岛素注射部位选择

（一）部位选择及依据

1. 注射部位

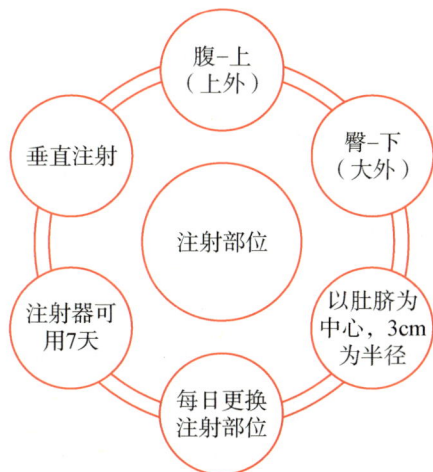

注射部位

腹–上（上外）

臀–下（大外）

以肚脐为中心，3cm 为半径

每日更换注射部位

注射器可用7天

垂直注射

（1）注射餐时胰岛素等短效胰岛素，最好选择腹部。

（2）希望胰岛素的吸收速度较缓时，可以选择臀部。臀部注射可以最大限度地降低注射至肌肉层的风险。

（3）给少儿患者注射中效或者长效胰岛素时，最好选择臀部或者大腿。

2. 选择依据

（1）上臂——上臂侧面或者后侧部位；皮下组织较厚，导致肌内注射的概率较低。

（2）臀部——臀部上端外侧部位；即使是少儿患者，还是身材偏瘦的患者，该部位的皮下组织仍然丰富，最大限度降低肌内注射的风险性。

（3）腹部——以肚脐为中心，半径 2.5 cm 外的距离。越靠近腰部两侧（即使是肥胖患者），皮下组织的厚度也会变薄。因此适合肌内注射。

（4）大腿——大腿外侧；皮下组织较厚，离大腿血管和坐骨神经较远，针头导致外伤的概率较低。

3. 不同部位胰岛素吸收速度

（1）手臂——141 分钟；50％，中等至较慢，适合长效胰岛素或中效胰岛素。

（2）臀部——较慢，适合长效胰岛素或中效胰岛素。

（3）腹部——87 分钟，50％，较快，适合短效胰岛素。

（4）大腿——164 分钟，50％，中等至较慢。

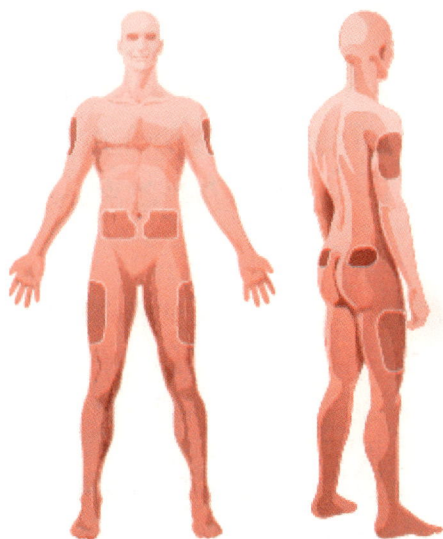

不同注射部位胰岛素吸收不同（分钟）：

研究显示，50％胰岛素吸收所需要的时间腹部最快，手臂中等，大腿和臀部较慢。

（二）注射部位轮换方法

1. 方法一：　周轮换

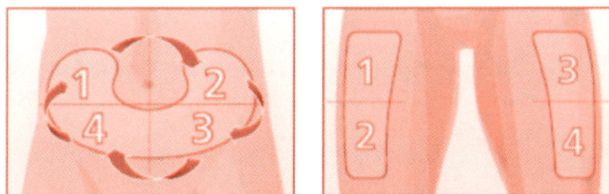

（1）将注射部位分为 4 个象限（大腿或臀部可等分为两个等分区域），每周使用一个象限并始终按顺时针方向进行

轮换。

（2）在任何一个象限或等分区域内注射时，每次的注射点都应间隔至少 1 cm，以避免重复的组织损伤。

（3）从注射治疗一开始，就应教会患者掌握一套简单易行的注射部位轮换方案。

（4）每次患者就诊时，医护人员都应检查患者轮换方案的执行情况。

2. 方案二：天轮换

每天同一时间注射同一部位，每天不同时间注射不同部位。

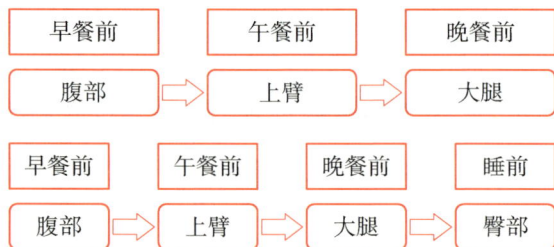

早餐前	午餐前	晚餐前
腹部 ⇒	上臂 ⇒	大腿

早餐前	午餐前	晚餐前	睡前
腹部 ⇒	上臂 ⇒	大腿 ⇒	臀部

3. 方案三：左右轮换

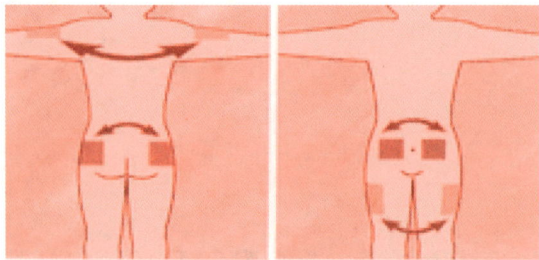

左边一周，右边一周，部位对称轮换
左边一次，右边一次，部位对称轮换

4. 方案四：同一注射部位内部的轮换

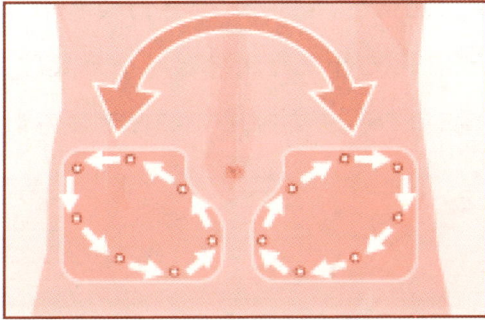

每次注射时离上次注射点距离至少 1 cm 的距离

十、 胰岛素注射操作指南

1. 工具及抽吸药物

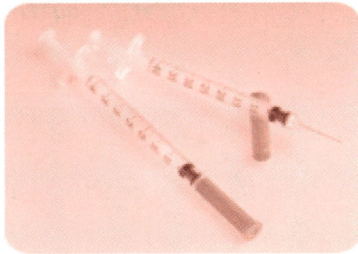

1）胰岛素专用注射器

配合瓶装胰岛（400 IU/10 mL）使用，针筒上所标为胰岛素单位，一个刻度为一个胰岛素单位。

▼ 优点：

有清晰的胰岛素刻度单位,避免因换算单位而导致的注射剂量的错误。固定针头的注射器减小无效腔体积,能够提供较高的剂量精确度,需要时还可以用于胰岛素的混合。

▼ 缺点：

由于和某些胰岛素之间存在兼容性问题,因此目前没有针头长度小于8mm的注射器。

（1）抽取胰岛素前,先用注射器吸入体积与胰岛素剂量相当的空气,然后将空气注入胰岛素瓶内,从而使胰岛素更易抽取。

（2）若注射器内有气泡,可轻轻敲打注射器针筒使气泡积聚到注射器上部的药液表面,然后推动内塞排出气泡。

（3）与胰岛素注射笔不同,当注射器内塞推压到位后,注射器针头无须在皮下停留10秒即可拔出。

（4）注射器只能一次性使用。

2）胰岛素笔

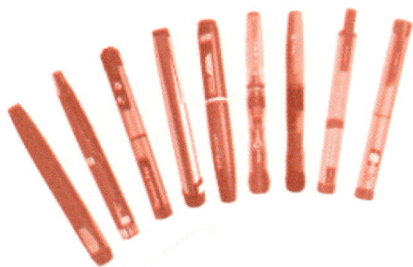

笔芯可更的换胰岛素注射笔

由注射笔和胰岛素笔芯构成,笔芯中的胰岛素一旦用完,需要更换新的笔芯,而注射笔可重复使用。

▶ **优点:**

胰岛素注射笔上标有刻度,其使用的注射针头非常细小,能减少注射时的痛苦和患者的精神负担。此外,胰岛素注射笔使用方便,便于携带,十分适合一日多次的胰岛素治疗方案。

▶ **缺点:**

不同的胰岛素不能混用,因此当使用不同类型的胰岛素时,不能自由配比,除非使用预混胰岛素,否则需要分别进行注射,具有一定的局限性。

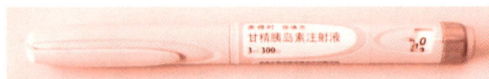

胰岛素特充注射笔

胰岛素特充注射笔是一种预充 3 ml(含 300 U)胰岛素的一次性注射装置,无须更换笔芯,用完后直接丢弃。在具有普通胰岛素注射笔优点的同时,提高了安全性,避免了更换笔芯可能带来的剂型或者剂量发生错误的可能。对于复杂的胰岛素治疗方案,混淆的可能性也比较低。缺点是价格较高。

(1) 注射前,为保证药液通畅并消除针头无效腔,可按厂家说明书推按注射笔按钮,确保至少一滴药液挂在针尖上。

(2) 每套注射笔和笔芯只能用于同一个患者,绝对不能在患者之间共用。

(3) 为防止空气或其他污染物进入笔芯和药液渗漏,注射笔的针头在使用后应立即除下,不得留在注射笔上。

(4) 在完全按下拇指按钮后,应在拔出针头前至少停留 10 秒,从而确保药物剂量全部被注入体内,同时防止药液渗

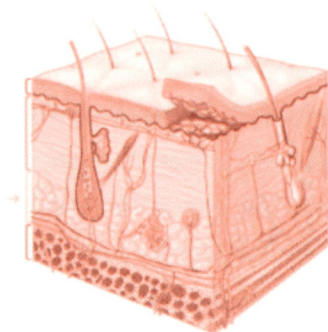

漏。药物剂量较大时,有必要停留超过 10 秒。

2. 关于注射针头的指南推荐

(1)4 mm、5 mm 和 6 mm 针头适用于所有成人患者,包括肥胖患者,并且在注射时通常无需捏起皮肤,特别是 4 mm 针头。

(2)成人患者采用较短针头(4 mm、5 mm)注射时,应使针头与皮肤表面呈 90°角进针。

(3)在四肢或脂肪较少的腹部进行注射时,为防止肌肉注射,甚至在使用 4 mm 和 5 mm 针头时,可捏皮注射。使用 6 mm 针头时,可以采用捏皮或 45°角注射。

(4)在成人中,没有任何医学证据推荐使用长度超过 8 mm 的针头。初始注射治疗应采用较短的针头。

(5)使用长度≥8 mm 针头的患者,为避免肌肉注射,应捏皮注射或以 45°角注射。

3. 注射部位的检查和消毒

(1)患者应于注射前检查注射部位。

(2)一旦发现注射部位若出现脂肪增生、炎症或感染,应更换注射部位。

(3)注射时,应保持注射部位的清洁。

(4)当注射部位不洁净,或者患者处于感染易传播的环境(如医院或疗养院),注射前应消毒注射部位。

4. 捏皮

(1)所有患者在起始胰岛素治疗时就应掌握捏皮的正

确方法。

（2）捏皮时力度不得过大导致皮肤发白或疼痛。

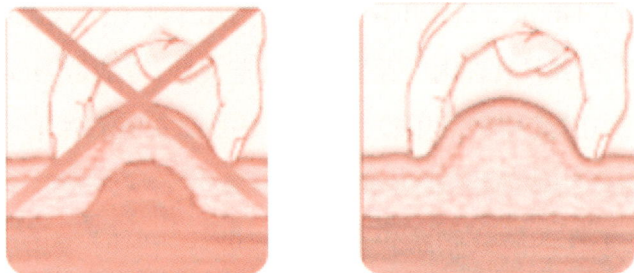

（3）不能用整只手来提捏皮肤，以避免将肌肉及皮下组织一同被捏起。

5. 最佳的注射步骤

（1）捏起皮肤形成皮褶。

（2）和皮褶表面呈 90°角进针后，缓慢推注胰岛素。

（3）当活塞完全推压到底后，针头在皮肤内停留 10 秒钟（采用胰岛素笔注射）。

（4）拔出针头。

（5）松开皮褶。

6. 进针角度

（1）使用较短（4 mm 或 5 mm）的针头时，大部分患者无须捏起皮肤，并可 90°进针。

（2）使用较长（≥8 mm）的针头时，需要捏皮或 45°角以降低肌内注射风险。

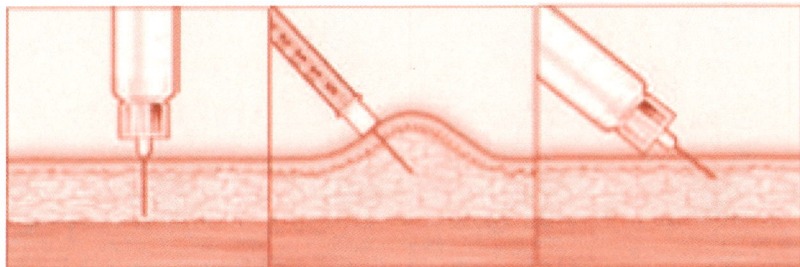

7. 针头留置时间

（1）使用胰岛素注射笔。

（2）在完全按下拇指按钮后，应在拔出针头前至少停留10秒，从而确保药物剂量全部被注入体内，同时防止药液渗漏。药物剂量较大时，有必要停留超过10秒。

（3）使用胰岛素专用注射器。

（4）当注射器内塞推压到位后，注射器针头无须在皮下停留10秒即可拔出。

8. 注射器材的规范废弃

废弃针头或者注射器的最佳方法是，将注射器或注射笔针头放入专用废弃容器内再丢弃。如果没有专用废弃容器，也可使用加盖的硬壳容器。

9. 重复使用注射笔针头的风险

（1）影响注射剂量的准确性。

（2）针头断裂或针管堵塞。

（3）疼痛增加。

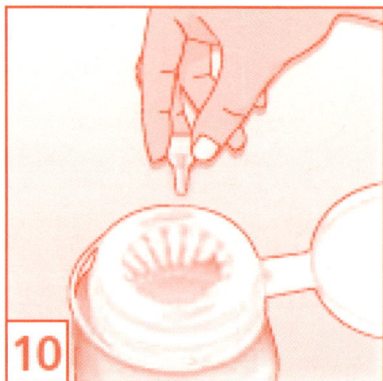

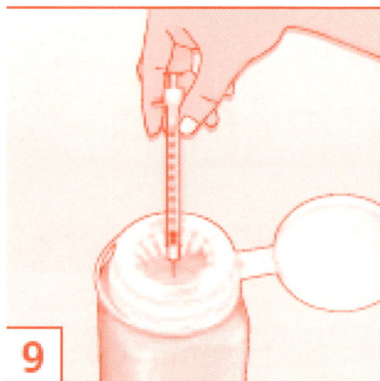

胰岛素注射笔针头的废弃	胰岛素专用注射器的废弃

（4）导致皮下脂肪增生和硬结。

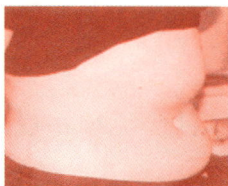

上腹部皮下脂肪增生	下腹部皮下脂肪增生	腹部两侧皮下脂肪增生

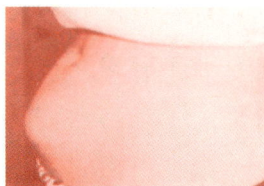

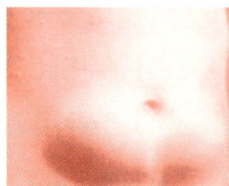

10. 胰岛素混匀

在使用混悬胰岛素［如中性血精蛋白哈多恩珠蛋白胰岛素（NPH）和预混胰岛素］之前，应将胰岛素水平滚动和上下颠倒各 10 次，使瓶内药液充分混匀，直至胰岛素转变成均匀的云雾状白色液体。

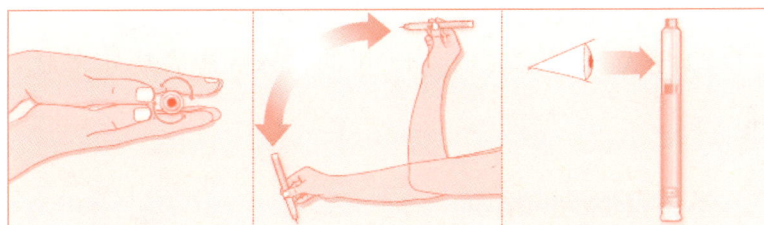

水平滚动10次　　　　上下颠倒10次　　　　肉眼观察是否混匀完全

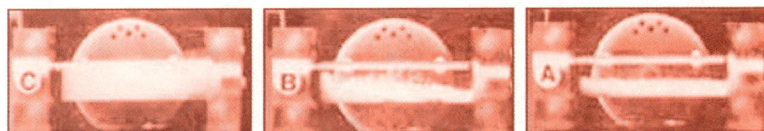

混匀前　　　　　　混匀7次后　　　　　混匀20次后

第四节　糖尿病运动疗法

一、运动的益处

（1）减轻胰岛素抵抗，增加胰岛素敏感性。

（2）增加糖的利用。

（3）改善循环和代谢，保护胰岛 β 细胞。

（4）燃烧脂肪，减轻体重，增强肌肉和骨骼的强度。

（5）降低血压，降低血脂，保护心脑血管。

（6）使人心身愉悦，提高其战胜疾病的信心。

（7）改善心血管功能，提高自身的素质。

（8）坚持规律运动 12～14 年的糖尿病患者病死率显著降低。

二、 不适宜运动的情况

（1）血糖 14～16 mmol/L。

（2）明显的低血糖症或者血糖波动较大。

（3）糖尿病急性代谢并发症（酮症酸中毒）。

（4）未控制的高血压、严重足坏疽、糖尿病肾病、视网膜病变及眼底出血等。

三、 运动的选择

（1）运动治疗应在医生指导下进行。

（2）应采有氧运动，尽可能做全身运动，使全身每个部位都得到锻炼。

（3）可以做操、跑步、打拳、练剑、跳舞等，最常选择的运动治疗方式有散步、慢跑。

四、 运动的频率及强度

（1）每周至少 150 分钟，每周运动 5 天，每次 30 分钟。

（2）即使进行少量的体力活动（如平均每天少至 10 分钟）也是有益的。

（3）视个人耐受度调整，以达到出汗，且不觉疲惫为原则，使心率达到合理目标。运动后心率（次/分）＝170（次/分）－年龄数。

五、 运动时间的选择

（1）宜在餐后 1 小时开始，饭前锻炼容易造成低血糖。

（2）避开药物作用高峰，以免发生低血糖。

（3）不宜在清晨运动，清晨血压较高、血液最稠、血糖最低，易发生猝死及中风。

六、 糖尿病患者分级运动方案

分级	持续时间	运 动 项 目
最轻	30 分钟	散步、购物、做家务、打太极拳
轻度	20 分钟	跳交谊舞、做体操、平地骑车、打桌球
中度	10 分钟	爬山、平地慢跑、打羽毛球、上楼梯
强度	5 分钟	跳绳、游泳、举重、打篮球

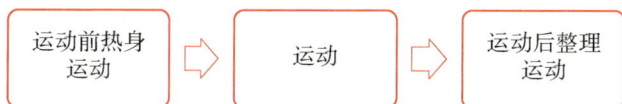

运动前热身运动 ⇒ 运动 ⇒ 运动后整理运动

七、 运动前的准备及运动时的注意事项

1. 运动前准备

（1）识别卡、药物资料。

（2）携带果汁糖、葡萄糖，以便出现"低血糖"时，可立即补充。

（3）袜子要柔软、吸汗。

（4）运动鞋要有软垫及防滑，内笼要平滑，并检查鞋内有否异物。

2. 运动时的注意事项

（1）初运动者宜由较低运动量开始。

（2）当进展至中等强度之运动时，呼吸会略为加快，但仍可交谈自如。

（3）运动一段时间后，便需补充适量的小吃（如苏打饼干 2 块）。

（4）运动后检查双足有否损伤。

（5）避免高强度运动。

（6）高血压者：不举重屏气。

（7）周围血管病变者：走—休息—走。

（8）视网膜病变者：不举重、不潜水、头不低于腰，血压<24 kPa。

（9）周围神经病变：避免过度伸展、不负重。

（10）糖尿病足：运动以健侧为主，不承重，坐位或卧位为宜。

第六节　选对降糖药

临床上，经常会有患者这样问……

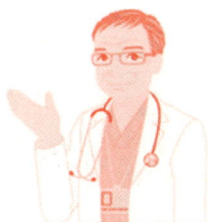

医生，我这血糖值都正常啊，您怎么还说我血糖没控制好呢？

> 空腹血糖　5.8 mmol/L
> 餐后血糖　7.7 mmol/L
> 糖化血红蛋白　8.0%

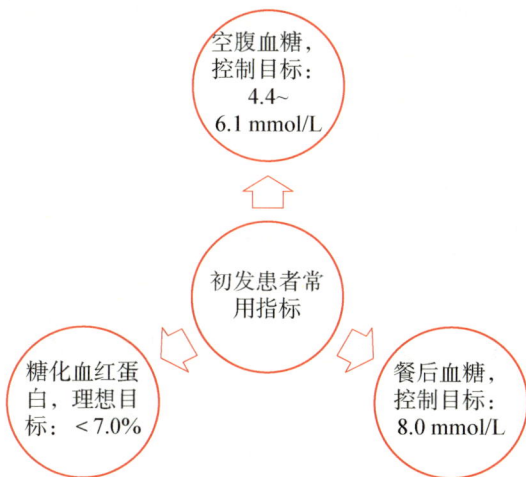

空腹血糖，控制目标：4.4~6.1 mmol/L

初发患者常用指标

糖化血红蛋白，理想目标：<7.0%

餐后血糖，控制目标：8.0 mmol/L

一、 区分空腹血糖、餐后血糖、糖化血红蛋白

（1）空腹血糖高意味着患者基础胰岛素分泌能力差，餐后血糖高往往提示分泌胰岛素的储备能力差或存在胰岛素抵抗。但空腹血糖和餐后血糖只能代表当时那一刻患者的血糖值，而不能对一段时间的血糖水平作出评估。

（2）什么是糖化血红蛋白？人体血液中红细胞内的血红蛋白容易与血糖结合，结合的产物就是糖化血红蛋白。糖化血红蛋白则可反映一段时间血糖水平。糖化血红蛋白水平与长期的血糖水平相关，能代表 2～3 个月以来的血糖控制情况。且不同于空腹血糖和餐后血糖，糖化血红蛋白不受抽血时间、是否空腹、是否使用胰岛素等因素的影响。

（3）红细胞的生命周期为 120 天，当红细胞衰亡时，血红蛋白与血糖的结合才会终止。因此，测定糖化血红蛋白能够稳定可靠地反映出检测前 90～120 天内的平均血糖水平。

二、 糖化血红蛋白的控制标准

（1）中国 2 型糖尿病患者糖化血红蛋白的达标标准为：<7.0%。

（2）糖化血红蛋白标准与血糖控制情况如下。

糖化血红蛋白标准	血糖控制情况
6%～7%	血糖控制比较理想
7%～8%	血糖控制一般
8%～9%	控制不理想,需加强血糖控制,多注意饮食结构及运动,并在医生指导下调整治疗方案
>9%	血糖控制很差,是慢性并发症发生发展的风险因素,可能引发糖尿病性肾病、动脉粥样硬化、白内障等并发症,并有可能出现酮症酸中毒等急性并发症

三、 如何控制糖化血红蛋白

（1）除每日定时定量进食三餐、按时口服降糖药、适量运动外,还应每 3 个月就到医院检查糖化血红蛋白。

（2）糖化血红蛋白的测定在糖尿病的发现、诊断及控制上都有独特的应用价值。因此,只有根据糖化血红蛋白的数值,制订的治疗措施也才是更合理,更切合实际。

（3）糖化血红蛋白是国际公认的糖尿病监控"金标准"。不仅可以直接提示糖尿病的监控情况,更重要的在于其对糖尿病各种并发症的早期风险提示作用也具有重要意义。

（4）选择合适的药物,把糖化血红蛋白降下来,才是降糖治疗的硬道理。

四、 降糖药物

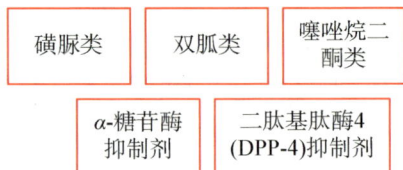

1. 磺脲类

（1）机制：作用于胰岛 B 细胞，促进胰岛素分泌达到降糖目的。

（2）临床使用数十年，种类较多。

（3）临床常用代表药物：格列吡嗪、格列奇特、格列美脲。

2. 双胍类

（1）机制：通过抑制食欲、促进葡萄糖利用，达到降糖目的。

（2）常用于肥胖患者，可与磺脲类药物联合以增强降糖效果。

（3）临床常用代表药物：二甲双胍。

3. 噻唑烷二酮类

（1）机制：通过增加胰岛素敏感性，达到降糖目的。

（2）常用于比较胖的 2 型糖尿病患者。

（3）与胰岛素联用可减少胰岛素用量。

（4）临床常用代表药物：吡格列酮。

4. α-糖苷酶抑制剂类

（1）机制：通过抑制肠道葡萄糖吸收，达到降糖目的。

（2）常用于餐后血糖升高为主的糖尿病患者。

（3）临床常用代表药物：阿卡波糖、拜糖平。

第七节　适合糖尿病患者的饮食

一、健康饮食"三步曲"

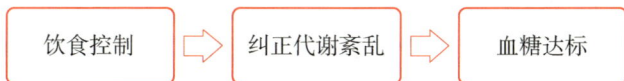

饮食控制 ⇨ 纠正代谢紊乱 ⇨ 血糖达标

1. 确定每日食物总热量

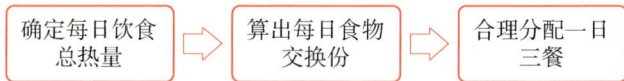

确定每日饮食总热量 ⇨ 算出每日食物交换份 ⇨ 合理分配一日三餐

（1）每日总热量＝标准体重×每日热量需求。

标准体重（千克）＝实际身高（厘米）－105					
判断目前体重 （与标准体重相比）	肥胖	超重	正常	偏瘦	消瘦
	≥20%	≥10%	±10%	≤-10%	≤-20%

（2）活动强度。

活动强度	身体每日所需热量（千克）		
	消瘦	正常	肥胖
卧床休息	20～25	15～20	15
轻体力：退休、教师、职员、营业员等	35	30	20～25
中体力：学生、司机、医生等	40	35	30
重体力：搬运工、建筑工、农民等	45	40	35

2. 计算食物每日交换份

将食物分为谷薯类、蛋白质类、蔬果类和油脂类这四大类，每份食物约定热量为 376 千焦（90 千卡）。同类食物间可互换，非同类食物间不得互换。部分蔬菜、水果可与主食（谷薯类）互换。

1 个食物交换份 ＝ 376 千焦（90 千卡）热量

每日所需交换份 ＝ 总热量 ÷ 90

3. 合理分配一日三餐的热量

最常见的分配方案如下：

（1）早、午、晚餐各占 1/3。

（2）两餐间加餐的热量可以从上一餐中减除。

1/3	1/3	1/3
早餐	午餐	晚餐

4. 适合糖尿病患者的饮食营养结构

营养要素	占全天总热量的比例
碳水化合物	55%～60%
蛋白质	15%～20%
脂肪	不超过 30%

5. 拜耳"饮食营养餐盘"

拜耳"饮食营养餐盘"是在中华医学会糖尿病学分会教育与管理学组营养专家的指导下应运而生的，目的是更加直观地帮助到每个希望自我饮食营养搭配、控制能量摄入的人，不只是糖尿病患者，还包括糖尿病前期的人群，以及每一个健康人。

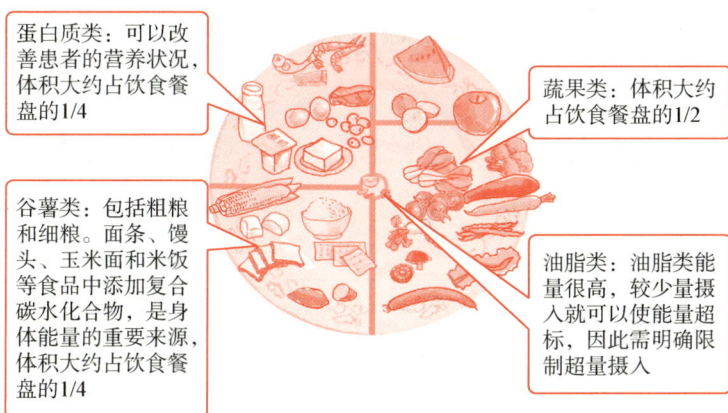

蛋白质类：可以改善患者的营养状况，体积大约占饮食餐盘的1/4

蔬果类：体积大约占饮食餐盘的1/2

谷薯类：包括粗粮和细粮。面条、馒头、玉米面和米饭等食品中添加复合碳水化合物，是身体能量的重要来源，体积大约占饮食餐盘的1/4

油脂类：油脂类能量很高，较少量摄入就可以使能量超标，因此需明确限制超量摄入

（1）蛋白质类：包括肉蛋类、奶类、豆类制品 3 类。

① 肉蛋类包括瘦肉、家禽、鱼、虾、蛋等。

② 奶类包括牛奶、酸奶、奶酪等。

③ 豆类制品包括豆腐、豆浆等。

	名称	克重/g
每个交换份 相当于	牛奶	150
	酸奶	130
	北豆腐	100
	黄豆	25
	猪里脊肉	60
	海虾	115
	鱼肉	100
	鸡蛋	60

（2）谷薯类：包括粗粮和细粮。

① 细粮包括面条、馒头、米饭、饼干等。

② 粗粮包括玉米、小米、紫米、高粱、燕麦、红薯、山药及马铃薯等。

③ 餐盘上给我们提供的是中国人常见的谷薯类食物，共6种，每一种为1个交换份，6个交换份之间可互换。

	名称	克重/g
每个交换份 相当于	馒头	40
	面包	30
	米饭	80
	苏打饼干	20
	玉米	25
	红薯	60

（3）水果类。

① 水果营养丰富，富含膳食纤维，含有多种维生素和钾，含脂肪较少；但是多数水果含糖量高。

② 需要适当限制摄入，可根据情况作为加餐适量吃一些。

③ 餐盘为我们准备了常见的 3 种水果，每一种为 1 个交换份，3 个交换份之间可以互换。

	名称	克重/g
每个交换份相当于	橙子	200
	西瓜	350
	苹果	200

吃水果的条件：空腹血糖＜7.8 mmol/L 或餐后 2 小时血糖＜10 mmol/L 并且糖化血红蛋白＜7.5%。

吃水果的时间：两餐间或睡前，一般为：上午 9～10 点、下午 3～4 点、晚上临睡前。

吃水果的种类：含糖量低水果可以吃，含糖量中水果注意吃，含糖量高水果慎重吃。

含糖量低的水果	含糖量中的水果	含糖量高的水果
黄瓜、西红柿、石榴、西瓜、草莓、甜瓜、樱桃、鲜葡萄、李子、柠檬	苹果、梨、杏、菠萝、桃、柚、橘、橙子、鲜柿子	香蕉、荔枝、龙眼、鲜枣

（4）蔬菜类。

① 蔬菜是健康饮食的必需品。蔬菜含多种维生素和矿物质,高膳食纤维,低脂肪,营养丰富。

② 鼓励每天多吃蔬菜,尤其是各种绿色蔬菜。

餐盘为我们准备了常见的蔬菜,10 种蔬菜为 1 个交换份,每种蔬菜之间可以互换。

	名称	克重/g
	青菜	35
	西兰花	25
	西红柿	45
	四季豆	30
每 1/10 交换份相当于	黄瓜	55
	香菇	35
	白萝卜	40
	胡萝卜	20
	茄子	40
	鲜海带	70

（5）油脂类:包括油和坚果两类,在餐盘的中间部位。

① 常见的油类:植物油、菜籽油等。

② 常见的坚果:花生、瓜子等。

③ 油脂类能量很高,摄入较少量就可以使能量超标,因此需明确限制超量摄入。

餐盘给我们列出来 3 个常见的油脂类食物,每一种为 1 个交换份,3 个交换份之间可以互换。

	名称	克重/g
每个交换份相当于	油	10
	花生	15
	瓜子	15

因此,一日应该如何吃,一目了然。

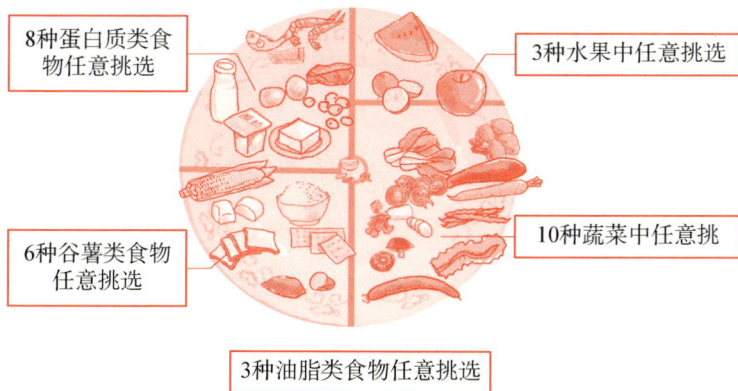

因此,一日应该如何吃,一目了然。

8种蛋白质类食物任意挑选

3种水果中任意挑选

6种谷薯类食物任意挑选

10种蔬菜中任意挑

3种油脂类食物任意挑选

6. "手掌法则"——糖尿病食物大小选择方式

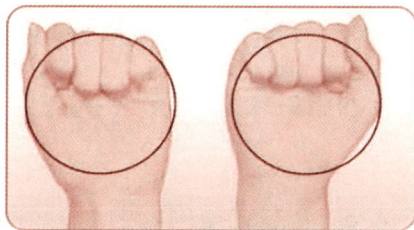

碳水化合物和水果

两个拳头大小的碳水化合物可以代表每餐的碳水化合物摄入量,可以表示一个馒头、花卷或一碗米饭、面条的大小,一个拳头可以代表一份主食的大小。

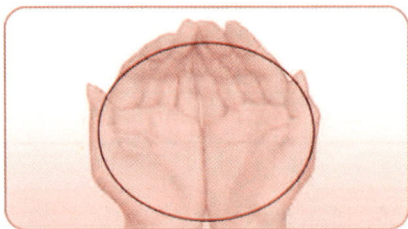

蔬菜

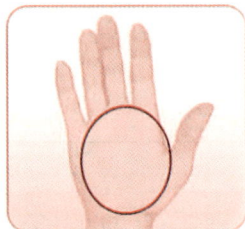

蛋白质

两只手可容纳约 500 克量的蔬菜,蔬菜的能量很低,建议每日摄入 500～1 000 克蔬菜。

50 克的蛋白质类食物相当于手掌心大小,建议每天摄入蛋白质 50～100 克。

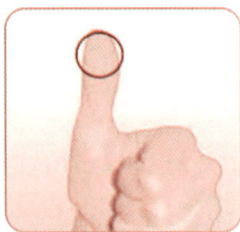

脂肪

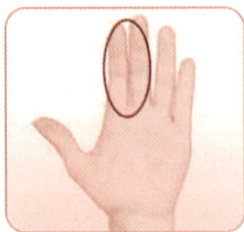

瘦肉

需要限制每天油脂摄入量,每顿摄入大拇指的尖端大小就足够了。

建议每日摄入 50 克左右瘦肉,测量参照两个手指大小。

第八节 糖尿病患者自我血糖监测

空腹血糖莫过7
餐后千万别过10
糖化血红蛋白3月查
切记不要超过7

一、测血糖的时间点

| 餐前/空腹 | 餐后2小时 | 睡前 |

| 夜 | 出现低血糖症状或怀疑低血糖时应及时监测血糖 | 剧烈运动前后宜监测血糖 |

二、 血糖自我检测频率

患者类型	监测频率
血糖控制差或病情危重者	4～7 次/天
病情稳定或已达标血糖控制目标者	1～2 天/周
胰岛素治疗起始阶段	5 次/天
胰岛素治疗达标后	2～4 次/天
口服药和生活方式干预者达标后	2～4 次/周

三、 血糖仪测血糖

1. 选择血糖仪的标准

（1）准确：包括测量结果与真实结果之间的准确和多次测量一致性的精确。

（2）抗干扰能力强，包括内源性的和外源性的干扰。

（3）存储功能强，便于统计、比对。

（4）操作简便，易学易用。

（5）售后服务良好。

2. 血糖仪操作步骤

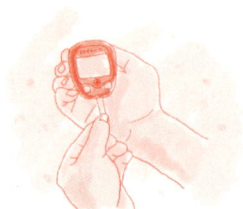

把试纸插入血糖仪   用采血笔正确采血

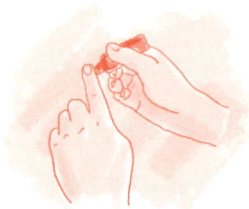

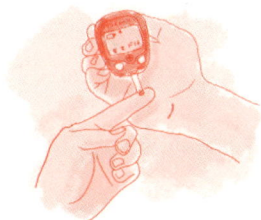

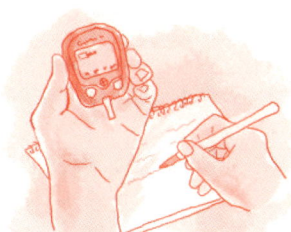

用试纸采血　　　　　　读取并记录血糖数值

3. 监测结果记录

（1）记录监测日期。

（2）记录测血糖的时间、血糖数值，包括餐前、餐后、睡前等血糖值。

（3）记录使用糖尿病药物的时间和剂量。

（4）备注记录下您认为可能会影响您当日血糖起伏的任何运动或其他事件。

血糖结果备忘录（mmol/L）								
日期	早餐		午餐		晚餐		睡前	夜间
星期一 3月 21日	早餐前 6:30 am	早餐后	午餐前	午餐后	晚餐前	晚餐后	睡前	凌晨前
	7.2							

用药情况记录	运动情况记录
6:30 am 口服药　2粒 胰岛素　20单位	午餐后步行30分钟

第四章　肺，你还好吗

第一节　了解你的肺

一、什么是肺脏？

  肺是一个是人体能够呼吸的器官，我们有两个肺，分别位于胸部的两边，每个肺都由称为支气管的管道与气管相连。肺具有柔软的、海绵状的构造，呼吸时它可以伸展并舒张。肺由被称为裂的深沟分成几部分，每部分各称为一个

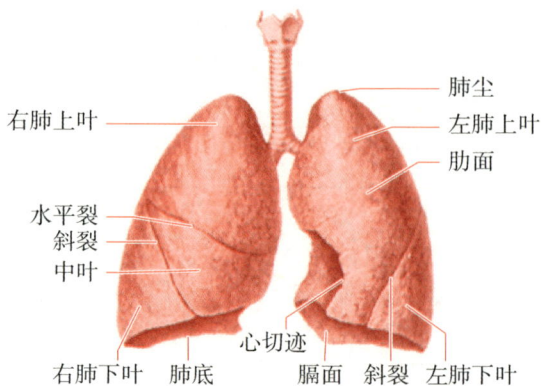

右肺上叶　　　　　　　　　　肺尖
　　　　　　　　　　　　左肺上叶
　　　　　　　　　　　　肋面
水平裂
斜裂
中叶
右肺下叶　肺底　　心切迹　膈面　斜裂　左肺下叶

肺的结构

叶,右肺有两个裂,而左肺仅有一个。

二、 肺脏的结构

肺呈圆锥形,右肺宽短,左肺狭长,均有一尖、一底、三面和三缘。两肺均有一个肺门,有肺静脉、肺动脉、主支气管、淋巴管和神经等通过,这些结构被结缔组织包裹,称为肺根。

(1) 肺尖:从胸廓上口向上伸入颈根部,高出锁骨内侧2~3 cm。

(2) 肺底:与膈相邻,又称为膈面。

(3) 三面:内侧面、肋面、膈面。

(4) 三缘:前、后、下三缘。

三、 肺脏的功能

1. 通气功能

肺与外界环境之间的气体交换。

(1) 吸气时,胸腔容量增大,胸膜腔内负压增高,肺组织膨胀,肺内压下降,气体经呼吸道进入肺泡。

(2) 呼气时,胸腔容量减少,胸膜腔负压减少,肺内压力增高,气体经呼吸道排出体外。

2. 换气功能

肺泡与肺毛细血管血液之间进行气体交换。

气体由高压向低压方向扩散。氧气由肺弥散入血,二氧化碳由血弥散至肺。

3. 维持人体内酸碱平衡

通过呼吸调节血浆中的碳酸含量参与体内酸碱平衡的调节。

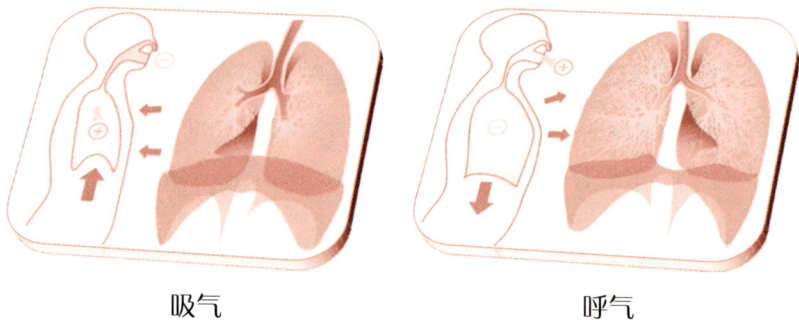

吸气　　　　　　　　　　　呼气

第二节　慢性阻塞性肺疾病

一、定义

慢性阻塞性肺疾病（chronic obstructive pulmonary disease，COPD)是一种具有气流受限特征的可以预防和治疗的疾病,气流受限不完全可逆,呈进行性发展。COPD 主要累及肺脏,也可引起肺外的不良反应。

二、流行病学

COPD 居全球死亡原因的第 4 位。在我国居死亡原因的第 3 位，居农村死因的首位，同时 COPD 的患病率占 40 岁以上人群的 8.2%。由于 COPD 可引起肺功能进行性减退，严重影响病人的劳动力和生活质量，从而造成巨大的社会经济负担。

三、症状

1. 呼吸困难

（1）进行性加重。

（2）活动时加重。

（3）持续存在。

2. 慢性咳嗽

（1）间歇性或无咳痰。

（2）反复发生的喘息。

（3）任何类型的慢性咳嗽都可能提示慢阻肺。

3. 慢性咳嗽

4. 反复下呼吸道感染

5. 风险因素史

（1）宿主因素（遗传因素、发育异常等）。

（2）吸烟。

（3）烹饪产生的油烟或燃料产生的烟尘。

（4）职业粉尘、烟尘、气体和其他化学物质。

6. COPD 家族史和（或）儿童时代的呼吸系统感染

四、病因

1. 长期吸烟是 COPD 的罪魁祸首

COPD 众多病因中,大约有 80％ 的危险因素是由吸烟引起的。我国的一项研究资料显示,吸烟人群 COPD 患病率为 13.2％,显著高于不吸烟人群的 5.2％。长期吸烟的年龄越早,吸烟量越大,患病可能性越高。

2. 室内空气污染和生物燃料

在通风条件较差的室内,燃烧生物燃料,进行取暖或烹饪,造成室内空气污染是导致 COPD 的一个很重要的危险因素,尤其是发展中国家的女性。

3. 职业性粉尘和化学物质暴露

从事采矿、采石、铸造、油漆、化工等职业的人患 COPD 的风险性增大,而且接触这些粉尘、化学物质时间越长,呼吸道症状的发生率越高,患 COPD 的风险性越大。

4. 反复呼吸道感染

呼吸道感染是 COPD 急性加重的主要诱发因素,反复呼吸道感染可加速呼吸功能的下降,加重 COPD 的疾病进程。

五、COPD 的治疗

1. 稳定期治疗

主要目的是减轻症状,阻止 COPD 病情发展,缓解或阻止肺功能下降,改善 COPD 患者的活动能力,提高其生活质量,降低死亡率。

2. 急性加重期治疗

首先确定导致急性加重期的原因,最常见的是细菌或病毒感染,使气道炎症和气流受限加重,严重时并发呼吸衰竭和右心衰竭。应根据病情严重程度决定门诊或住院治疗。

六、 COPD 的用药

	分类	药名	用量及维持时间	药物作用
支气管舒张剂	β受体激动剂	短效:沙丁胺醇、特布他林、非诺特罗	数分钟内起效,疗效持续4～5小时,每次100～200 ug(1～2喷),24小时内不超过8～12喷	① 松弛平滑肌 ② 加强纤毛摆动,祛除痰液 ③ 改善运动过度引起的呼吸困难
		长效:沙美特罗、福莫特罗等	作用持续12小时以上,每日吸入2次	
	抗胆碱药	短效:异丙托溴铵	起效较沙丁胺醇慢,疗效持续6～8小时,每次40～80 μg,每日3～4次	① 松弛平滑肌 ② 显效较 β_2 受体激动剂慢 ③ 减少痰液
		长效:噻托溴铵	作用时间长达24小时以上,每次吸入剂量18 μg,每日1次	
	茶碱类	短效:氨茶碱	常用剂量为每次100～200 mg,每日3次	① 松弛平滑肌 ② 刺激呼吸肌的运动

(续表)

分类		药名	用量及维持时间	药物作用
		长效：缓释茶碱	常用剂量为每次200～300 mg，每12小时1次	③ 对夜间症状有效 ④ 药效持久
抗COPD炎症药物	糖皮质激素	吸入糖皮质激素：贝洛米松、布地奈德、氟替卡松	由于个体差异，遵医嘱使用	① 降低过敏原的敏感度 ② 吸入型对重度、极重度急性发作疗效较好
		口服糖皮质激素、泼尼松、甲泼尼松		
	祛痰药	盐酸氨溴素、羧甲司坦	遵医嘱使用	降低呼吸道痰液的黏稠度

七、 COPD 的护理

1. 氧疗护理

COPD 的氧疗指征（需长期吸氧的状况）：

（1）$PaO_2 \leqslant 50\,mmHg$ 或 $SaO_2 \leqslant 88\%$，有或没有高碳酸血症。

（2）PaO_2 55～60 mHg 或 $SaO_2 \leqslant 88\%$，并伴有肺动脉高压、心力衰竭所致的水肿或红细胞增多症。

注：持续低流量吸氧，12～2 L/min，每天 15 小时以上，对 COPD 慢性呼吸衰竭者可提高生活质量和生存率。

2. 氧疗注意事项

（1）注意用氧安全，做好"四防"，即防震、防火、防热、防油。防震：氧气筒在搬运时避免倾倒撞击。防火、防热：氧气筒应放在阴凉处，周围严禁烟火及易燃品，至少距离明火 5 m，距暖气 1 m，以防引起燃烧。防油：氧气表及螺旋口勿上油，也不用带油的手装卸。

（2）使用氧气时，应先调节氧流量后应用。停用氧气时，应先拔除鼻导管或拿开面罩后关闭呼吸机或制氧机或氧气筒。

（3）湿化瓶内可放入冷开水或蒸馏水等湿化液，为瓶身的 1/2～2/3。每日更换湿化瓶和湿化液。每日消毒湿化瓶。

（4）氧气筒内氧气勿用尽，压力表要至少保留 1 MPa，以免灰尘进入筒内，再充气时引起爆炸。

（5）观察反应，如心率变慢、血压回升、呼吸平稳、皮肤红润温暖、发绀消失，说明缺氧症状改善。如有不适，请及时与医院联系。

3. COPD 的戒烟护理

（1）戒烟，从现在开始也为时不晚。

戒烟是目前能够改变 COPD 预后的有效方法之一。无论是对有气流受限而没有症状的患者，还是对重度 COPD 患者都是适用的。不要以"现在开始戒烟已经晚了"这样的借口而放弃戒烟，虽然戒烟不能使肺功能恢复正常，但即使从现在开始戒烟，也能够明显延缓肺功能进行性下降的速率，进而降低病死率。

（2）戒烟方法。

可以在医生指导下，在戒烟的同时使用减轻戒断症状的尼古丁替代法（如尼古丁口香糖、吸入剂、鼻喷雾剂、经皮贴片、舌下含片、糖块等），从而提高戒烟的成功率。

八、COPD 患者的饮食

（1）呼吸功能的增加可使热量和蛋白质消耗增多，导致营养不良，应摄入高能量、高蛋白、高维生素的食物。如牛奶、鸡蛋、瘦肉、鱼虾、新鲜蔬菜和水果等。

（2）如果一次不能进食较多食物，1 天中可分 4～5 次进餐。

（3）餐后避免平卧，有利于消化。

（4）腹胀的患者应进软食，细嚼慢咽。

（5）避免进食产气食物，如汽水、啤酒、豆类、马铃薯和胡萝卜等。

（6）避免进食易引起便秘的食物，如油炸食品、干果、坚果等。

九、COPD 患者的运动

（1）为了防止体力的下降和肌肉（尤其呼吸肌）力量的萎缩，仍需要进行适当的运动，如散步、慢跑、气功、打太极拳等。潮湿、大风、严寒天气时避免外出。

（2）根据个人身体状况选择适当运动，以运动后心率不超过 170 - 年龄为宜。如患者出现不适，应立即停止活动并使用起效快的吸入型支气管扩张药。

十、 COPD 患者可练习腹式呼吸

（1）根据病情，锻炼时可取卧位、坐位或立位，以舒适为宜。

（2）全身肌肉放松，将左、右手分别放于上腹部和前胸部。

（3）吸气时用鼻子缓慢吸气，同时使腹部向外凸起，胸部不动。

（4）呼气时，用嘴或鼻慢慢呼气，腹部内凹，用手压腹部使气体呼尽。

腹式呼吸法示意图

静态

吸气

呼气

（5）呼吸要深长而缓慢,用鼻子吸气,用嘴或鼻呼气。

（6）呼气时间要长,每次吸气 2 秒左右,呼气维持 4～6 秒,最佳状态是呼气时间是吸气时间的 2～3 倍,初练者可以根据自身情况降低要求,逐渐增加。

（7）呼气的力度以能够吹动面前 30 厘米处竖起的白纸为宜。

（8）可以配合缩唇呼吸一起锻炼,每天练习 3～4 次,每次 15～30 分钟。

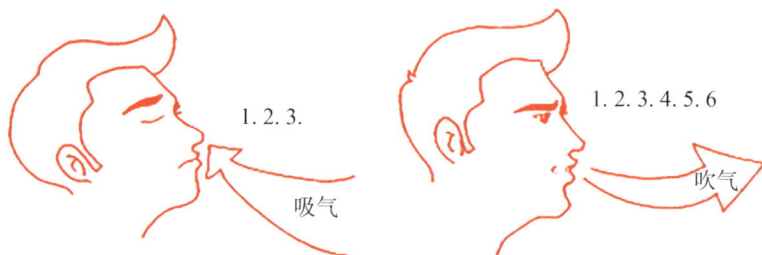

缩唇呼吸锻炼示意图

第三节　慢性阻塞性肺疾病患者的自我管理

一、COPD 患者自我管理的重要性

COPD 患者为什么要进行合理的自我管理?

COPD 是一种中老年人常见的慢性疾病,其患病率、致死率和致残率呈逐年上升趋势,已经发展为威胁人类健康的公共卫生问题之一。WHO 预测，到 2030 年，COPD 将成为人类第三大死因。良好的自我管理具有以下优点：

（1）改善症状。

（2）提高运动耐力。

（3）减少急性发作次数。

（4）减少医疗资源消耗。

（5）提高生活质量。

二、 症状管理

1. 呼吸困难评估

（1）改良版英国医学研究委员会呼吸问卷。

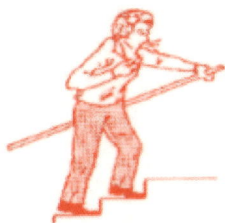

0级：

除非剧烈运动，无明显呼吸困难

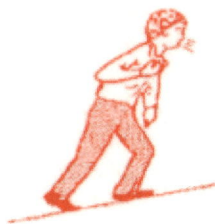

1级：

当快走或上缓坡时有气短

2级：

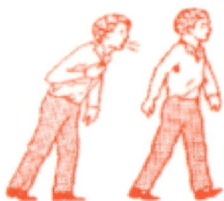

因呼吸困难而比同龄人步行慢，或者以自己的速度在行走

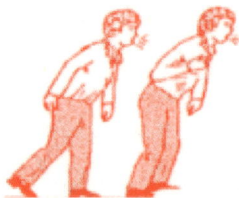

3级：

在平地上步行 100 米或数分钟后需要停下来呼吸

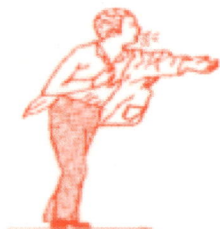

4级：

明显的呼吸困难而不能离开房间或者穿脱衣服即可引起气短

（2）COPD 患者自我评估问卷。

从不咳嗽	0 1 2 3 4 5	总是在咳嗽
一点痰也没有	0 1 2 3 4 5	有很多很多痰
没有任何胸闷的感觉	0 1 2 3 4 5	有很多严重胸闷感觉
精力旺盛	0 1 2 3 4 5	一点精力都没有
爬坡或上1层楼梯时没有气喘的感觉	0 1 2 3 4 5	爬坡或上1层楼梯时感觉严重喘不过气来
尽管有肺部疾病但对外出很有信心	0 1 2 3 4 5	肺部有疾病，对外出一点信心都没有
睡眠非常好	0 1 2 3 4 5	由于肺部疾病，睡眠相当

2. COPD 急性加重识别

（1）呼吸困难频率增多。

（2）咳嗽加重。

（3）咳痰增多或痰液难以排出。

（4）痰液颜色从透明或白色变为绿色或黄色。

（5）咳血或痰中带血。

（6）发热、寒战，或感到全身疼痛或疲倦。

（7）稳定期积极治疗，预防急性加重发生。

一旦出现以上情况，及时就医。

3. COPD 的预防与治疗

（1）戒烟很关键。

药物治疗和尼古丁替代疗法可提高长期戒烟成功率。

（2）个体化药物治疗。

药物治疗可以减轻慢阻肺症状和严重程度进行性加重的发作频率，改善健康状况，增加运动耐量。

（3）疫苗接种。

流感疫苗降低下呼吸道感染的发生率，肺炎链球菌疫苗减少下呼吸道感染的发生。

（4）肺康复锻炼。

改善症状，提高生活质量，保证患者有充足的体力和精神更好地参与每天的活动。

（5）长期家庭氧疗。

改善静息状态下严重慢性低氧血症患者的生存率。

（6）长期无创通气。

降低严重高碳酸血症和因急性呼吸衰竭而住院患者的病死率，预防再次住院。

三、 用药管理

COPD分为稳定期和急性加重期，长期以来大部分患者只有在急性加重时去就诊治疗，一旦病情得到缓解就迅速停药，等再次加重时再去治疗，反反复复，结果导致肺功能进行性下降，形成恶性循环。

COPD全球协议提出稳定期的药物治疗可以预防和控制患者症状，减少急性发作的频度和严重程度，改善健康状况和运动耐力。COPD常用药物主要有以下几种：

（1）支气管扩张剂。

（2）激素。

（3）磷酸二酯酶-4抑制剂。

（4）祛痰药。

（5）抗氧化剂。

（6）免疫调节剂。

（7）疫苗。

1. 常见用药误区

（1）支气管扩张剂。

支气管扩张剂是控制症状核心药物，规律使用以预防、减轻症状。

（2）抗炎药物。

长期使用抗炎药物可增加肺炎的发生风险。

（3）糖皮质激素。

长期口服激素不良反应大。

（4）化痰药物。

规律使用化痰药可以降低部分患者急性加重风险。

（5）吸入剂。

吸入方法不正确，可影响吸入剂的治疗效果。

2. 吸入剂的使用方法

1）压力定量气雾吸入器

压力定量气雾吸入器由药物、推进器、表面活性药物或润滑剂 3 种成分组成。气雾剂有万托林气雾剂、普米克气雾剂及喘康速气雾剂等。

正确使用方法：

（1）开盖摇匀：打开喷口的盖子，用示指和拇指拿着气雾剂用力摇匀。

（2）尽量呼气：头略后仰并缓慢地呼气，直到不再有空气可以从肺内呼出。

（3）立即将喷口紧紧含在口中，在开始深深地、缓慢地吸气的同时，马上用力按下气雾剂将药物释出，并继续深吸气。边按边吸。

（4）尽量屏住呼吸10秒钟，或在没有不适的感觉下尽量屏息久些，然后再缓慢呼气。

（5）关闭气雾剂：将盖子套回喷口上。

（6）漱口：使用清水漱口，减少药物在口咽部的沉留所带来的声音嘶哑、真菌感染等不良反应。

2）干粉吸入剂

干粉吸入剂通过患者主动吸入空气的动能分散药物颗粒，干粉雾颗粒的流速与患者的吸气流速相吻合。

使用方法：

（1）旋转并移去瓶盖。检查剂量指示窗，看是否还有足够剂量的药物。

（2）~（3）一手拿吸入剂瓶身，另一手握住底盖，先向右转到底再向左转到底，听到"咔"一声，即完成一次剂量的充填。

（4）~（5）吸入之前，先轻轻地呼出一口气（勿对吸嘴吹气），将吸嘴含于口中，并深深地吸口气，即完成一次吸入动作。吸药后，从嘴唇移走吸入瓶，屏气5~10秒，然后缓缓呼气。

（6）用完后将瓶盖盖紧。

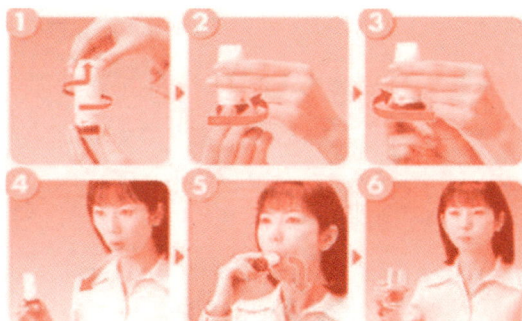

干粉吸入剂使用方法

3）注意事项

（1）吸入药物时要深吸气，让药粉可以深入肺部达到良好的治疗效果。

（2）吸入药物 10 分钟后，要用温水漱口以保持口腔清洁。

（3）清理吸嘴：用手握住吸嘴往外压，即可把吸嘴拿下，用干布把吸嘴下方内侧之药粉擦干净，绝对不可以用水清洗。

4）准纳器使用方法

（1）一手握住准纳器外壳，另一手拇指向外推动准纳器的滑动杆直至发出"咔哒"声，表明准纳器已做好吸药的准备。

（2）握住准纳器并使远离嘴，在保证平稳呼吸的前提下，尽量呼气。将吸嘴放入口中，深深地平稳地吸气，将药物吸入口中，屏气约 10 秒钟。

（3）将吸嘴放入口中，深深地平稳地吸气，将药物吸入口中，屏气约 10 秒钟。

（4）拿出准纳器，缓慢恢复呼气，关闭准纳器（听到咔哒声表示关闭）。

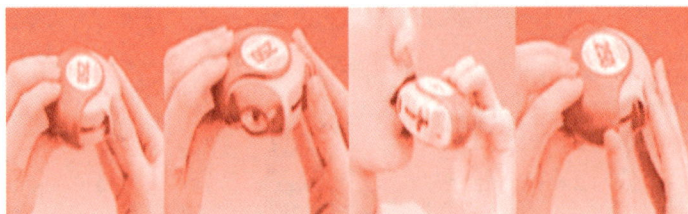

准纳器使用方法

3. 常用药物特点

（1）β₂受体激动剂。

① 沙丁胺醇/特布他林：短效定量雾化吸入剂。主要用于缓解症状，按需使用。

② 福莫特罗：长效定量吸入剂。方便、作用时间长。

③ 茚达特罗：新型长效β₂受体激动剂。可明显改善肺功能和呼吸困难症状，提高生命质量，减少慢阻肺急性加重。

（2）抗胆碱药。

异丙托溴铵气雾剂：长期吸入可改善慢阻肺患者的健康状况。改善呼吸困难，提高运动耐力和生命质量，可减少急性加重频率。

（3）茶碱类药物。

① 解除气道平滑肌痉挛。

② 改善心输出量。

③ 舒张全身和肺血管。

④ 增加水盐排除。

⑤ 兴奋中枢神经系统。

⑥ 改善呼吸机功能。

⑦ 一定的抗炎作用。

（4）激素。

① 长期吸入：适用于一秒钟用力呼气量（FEV_1）占预计值％＜50％且有临床症状及反复加重的 COPD 患者。

② 联合用药：吸入激素和 β_2 受体激动剂联合应用较分别单用的效果好。

③ 不推荐对 COPD 患者采用长期口服激素及单一吸入激素治疗。

（5）抗炎药物。

① 吸入糖皮质激素：规律应用可增加肺炎的风险，尤其是重症 COPD 患者。

② 口服糖皮质激素：不良反应大，且无明显疗效。

③ 磷酸二酯酶抑制剂（PDE4）：适用于慢性支气管炎，严重、非常严重和有急性加重病史的 COPD 患者。可改善肺功能、减少中毒至重度的急性加重。

④ 抗生素：长期使用阿奇霉素或红霉素治疗 1 年以上可减少 COPD 急性加重，但应用阿奇霉素治疗增加细菌耐药的发生率和听力障碍。

（6）祛痰药物。

① 羧甲司坦：黏液调节剂。适用于慢性支气管炎、支气

管哮喘等引起的痰液黏稠厚不易咳出的患者。口服有效,起效快,服后 4 小时即可有明显疗效。

②盐酸溴已新:黏液调节剂。适用于慢性支气管炎、哮喘等痰液黏稠不易咳出的患者。

③乙酰半胱氨酸:适用于浓稠痰液过多的急、慢性支气管炎症急性发作、支气管扩张症。

④盐酸氨溴索片:适用于痰黏稠不易咳出者。

⑤阿斯美:适用于支气管哮喘和喘息性支气管炎、以及其他呼吸系统疾病引起的咳嗽、咳痰、喘息等症状。

Morisky 用药依从性评估问卷

1. 请问您是否发生过忘记用药的情况? 是 否

2. 在过去 2 周您出现过忘记用药的情况吗? 是 否

3. 当您觉得病情加重时,是否不告知医生就减少药物剂量或停止使用药物? 是 否

4. 离家外出时,是否忘记带药? 是 否

5. 您昨天用药了吗? 是 否

6. 当您觉得病情得到控制时,是否自行停止使用药物? 是 否

7. 您是否觉得坚持终身用药有困难? 是 否

8. 您多久会有一次忘记使用药物?

(1) 从不 (2) 偶尔 (3) 有时 (4) 经常 (5) 总是

四、 用氧管理

COPD 患者由于气道炎症导致气流阻塞、肺实质破坏、肺血管异常，导致缺氧，给机体各系统造成不同程度的损伤。

心脏循环系统：心率加快、心搏量增加、血压上升、右心负荷加重、心力衰竭。

中枢神经系统：轻度缺氧可引起注意力不集中、智力减退，严重缺氧可导致烦躁、谵妄甚至昏迷。

血液系统：红细胞增多、血液黏稠度增加，易引起血栓、弥散性血管内凝血（DIC）等并发症。

肝肾功能：转氨酶上升、肾血管痉挛，引起肾功能障碍。对细胞代谢、酸碱平衡和电解质也有一定的影响。COPD 患者长期家庭氧疗的作用如下：

① 改善呼吸困难等心肺症状。

② 纠正低氧血症，缓解肺功能恶化。

③ 降低肺动脉压，预防或延缓肺心病的发生。

④ 增加运动耐力，改善睡眠质量。

⑤ 提高 COPD 患者存活率，延长生存期。

⑥ 提高生活质量，减轻患者及家属身心负担。

⑦ 降低再入院率，减少住院天数，降低住院费用。

1. 家庭氧疗的适应证

（1）家庭氧疗原则。

COPD 患者长期家庭氧疗：持续低流量吸氧 1～2 L/min，每日吸氧 15 h 以上，可提高生活质量和生存率。

（2）家庭氧疗适应证。

COPD 患者动脉血气分析：

① 动脉血氧分压低于 55 mmHg 或动脉血氧饱和度＜88%。

② 动脉血氧分压在 55～59 mmHg，且伴有红细胞增多，肺动脉高压或肺心病右心衰竭。

③ 夜间出现低氧血症或运动时出现低氧血症。

2. 家用制氧机的使用方法

（1）湿化瓶内加湿化液，加水量为湿化瓶的 1/2～2/3。

（2）打开制氧机开关，调节氧气流量，1～3 L/分为宜。

（3）检查试氧，可将氧气管前端至于水中，见有气泡，证明氧气充足。

（4）氧气管连接后佩戴，氧气管戴于双耳后，松紧适宜，以能伸入一指为宜。

3. 制氧机的维护与保养

（1）湿化瓶清洁。

① 湿化瓶中蒸馏水或冷开水应每天更换。

② 湿化瓶每周清洗一次，先用淡清洁剂冲洗，再用清水

冲洗干净。

（2）吸氧管清洗。

一般每三天清洗一次。吸氧管上鼻吸头每次使用后都应清洗，可用5％的高锰酸钾溶液浸泡5分钟后用清水洗干净或用医用酒精擦拭。吸氧管每2个月换一次。

（3）外壳清洁。

每月至少清洁一次，注意要先切断电源，用用干净柔软的浸过消毒液的微湿抹布擦拭，并防止液体渗入机箱缝隙。

（4）过滤网清洁。

① 一级过滤器内过滤网，每半个月清洗一次。

② 二级过滤器内过滤网，每月清洗一次。

③ 先用清洁剂清洗，并用清水冲洗干净，待干透后，再安装于机器上。

④ 注意没有安装过滤网前不要开启制氧机。

4. 居家用氧安全管理

（1）严格遵守操作规程，注意用氧安全，做好"四防"：防震、防火、防热、防油。

（2）使用氧气时，应先调节氧流量，再插管应用；停用氧时，应先拔管，再关氧气开关；中途改变氧流量时，应先将氧气管与吸氧管分开，调节好氧流量后再接上。以免因开错开关，使大量气体突然冲入呼吸道而损伤肺组织。

（3）用氧过程中，密切观察缺氧症状有无改善，选择适当的用氧浓度。

（4）持续鼻导管给氧的患者，双侧鼻孔交替插管，以减少刺激鼻黏膜。

（5）吸氧前及时清除鼻腔分泌物，以防堵塞鼻导管。

5. 家庭氧疗注意事项

（1）勿使用自来水，每天更换湿化液，每周清洗过滤网。

（2）COPD 患者宜低流量低浓度吸氧，10 L/min 吸氧超过 48 小时易发生氧中毒及呼吸抑制。

（3）吸氧前应先调氧流量再连接导管，停止吸氧先取下导管，再关闭开关。

6. 居家雾化

（1）雾化吸入目的。

① 抗炎，镇咳，祛痰。

② 解除气管痉挛，改善通气。

③ 预防治疗呼吸道感染。

（2）居家雾化的使用。

① 打开杯盖，去除大小雾化杯。

② 往水槽加水，控制水位要在刻度线范围内。

③ 将雾杯放回原处。

④ 向小雾化杯加入药液量不能超过刻度线。

⑤ 调节定时，出雾大小，风口阀送风。

五、 运动管理

运动锻炼是综合肺康复的核心，能够有效增强肌肉的力量和耐力、改善运动能力、呼吸困难及疲劳等症状。

美国运动医学会与美国心脏协会公布体力活动和运动指引：老年人应该进行每周累计至少 150 分钟的中等强度运动，即每周至少 5 次，每次 30 分钟以上中等强度锻炼；或者每周 3 次，每次 20 分钟的高强度运动。

美国胸科医生学院、美国心血管和肺康复协会发表肺康复循证医学证据：下肢训练可以提高患者的运动耐力，循证级别为 A 级；上肢训练可以改善上肢的功能，循证级别为 B 级；呼吸机训练可以提高呼吸机的力量，改善呼吸短促症状，循证级别为 B 级。

1. 运动处方的制定

（1）运动方式：包括上肢运动和下肢运动，下肢运动是运动训练的核心，主要包括步行、蹬车、跑步机等。建议采用大肌群参与的运动方式。

（2）运动强度：疲乏 Borg 评分可作为一种监测运动强度的简单方法，评分以 3～6 分为宜；当出现呼吸困难等不适症状是运动强度的上限。理想的运动强度应设定在既能产生预期效果，又不会因强度过高而产生厌倦或不适症状。

（3）运动频率：一般每周运动 3～5 天。

（4）运动周期：运动效果具有可逆性，会随着时间的推移逐渐减弱，运动训练应持续至少 6 周，稳定期患者坚持持续运动。

（5）合理的运动程序。

① 预备运动：一般需要 5～10 分钟，提高肌肉关节的紧张度，防止运动性损伤；使心肺功能适应运动需求，增加血液和氧的供应，防止出现运动后心肌缺血。适宜的预备活动：慢走、做体操等。

② 运动训练：运动量逐渐加大到既定目标并持续一定时间，稳定期 COPD 患者建议持续运动 20～30 分钟。

③ 整理运动：一般持续 5～10 分钟，可以保持良好的静脉回流和一定的心脏输出量，防止突然停止运动后出现直立性低血压或心血管意外。

2. 运动强度的评估

Borg 量表是患者运动性呼吸困难评估方法，活动时出现的呼吸症状和疲劳感评价，每次运动后进行。

0	一也不感觉	
1	非常轻微	
2	轻微	

（续表）

3	中度	
4	有一些严重	
5	严重	
6		
7	非常严重	
8		
9	非常非常严重	
10	极度严重	

说明：<3 分：运动轻度较弱，可加强运动强度；3～6 分：运动强度正好，可维持性强度；>6 分：运动强度偏大，应该适当减轻强度。

3. 常见运动方案

（1）居家下肢力量训练。

场所：家中。

运动方案：

① 直抬腿练习，主要锻炼大腿前肌群肌肉力量。

仰卧位，屈髋，踝关节保持背屈，膝关节伸直，一侧下肢抬至足跟距离台面 20～30 厘米后，慢慢放下，即将接触台面之前，开始做下一次练习。一组 8～12 次重复，左右两腿交换，组间休息 3 分钟。

② 俯卧位伸髋练习,发展大腿后群肌肉力量。

俯卧位,下肢尽量直腿向上抬起,慢慢放下,左右腿交换,反复练习 8～12 次重复。

③ 大腿外展练习,发展大腿外展肌群力量。

侧卧位大腿外展练习:侧卧位,髋关节尽量外展,慢慢放下,反复进行。一组 8～12 次重复,分两组进行,组间休息 3 分钟。

④ 小腿后肌群练习,发展小腿后群肌肉力量。

坐位,弹力带一端固定于前脚掌处,另一端用两手拉紧,全脚掌用力蹬,还原,反复进行。一组 8～12 次重复,分两组进行,组间休息 3 分钟。

⑤ 小腿前后肌群练习,发展小腿前后群肌肉力量。

坐位,两手体后支撑,一侧下肢伸直,一侧下肢屈膝,弹力带做成环形,一端固定,另一端套在脚背处,踝关节用力背屈,慢慢还原,反复进行。一组 8～12 次重复,分两组进行,组间休息 3 分钟。

⑥ 提踵练习。

站立位,尽量提高足踵(即垫脚尖),慢慢放下,反复进行。一组 8～12 次,分两组进行,组间休息 3 分钟。

频率和强度:每周 3 次,每次练习六组,每组 8～12 次重复,时间 20～30 分钟。

运动流程:5 分钟准备运动——20～30 分钟下肢力量训练(不憋气,慢呼气)——5 分钟整理运动。

（2）太极康复运动。

① 热身：上肢拉伸耐力联系：2 分钟

② 身体拍打：2 分钟

③ 呼吸练习：太极桩、升降桩、开合桩，各 2 分钟。

④ 太极康复六式：起式——野马分鬃——搂膝拗步——倒卷肱——揽雀尾——玉女穿梭——云手——收式

⑤运动时间：每周 3 次，每次 50 分钟。练习强度为最大心率（最大心率 = 220 − 年龄）的 60%。如出现呼吸困难、疼痛或其他不适时，立即停下来休息。

六、营养管理

1. COPD 患者每日能量需求解读

COPD 患者每日能量需求 $(kJ/d) = BEE \times C \times 1.1 \times 1.3$

其中"BEE"为（基础能量消耗）：

男性 $BEE(kJ/d) = [66.5 + 5.0 \times 身高(cm) + 13.8 \times 体重(kg) − 6.8 \times 年龄(岁)] \times 4.2$

女性 $BEE(kJ/d) = [65.5 + 4.9 \times 身高(cm) + 9.6 \times 体重(kg) − 6.8 \times 年龄(岁)] \times 4.2$

"C"为校正系数，男性为 1.16；女性为 1.9。

"1.1"是为纠正患者体重下降而增加的量。

"1.3"为轻度活动系数，卧床状态为 1.2，中度活动系数为 1.5；剧烈活动系数为 1.75。

不同情况下COPD患者能量(kJ/d)推荐摄入目标:

- 病情稳定、营养状态良好的患者 = $1.3 \times$ BEE

- 营养不良或伴有呼吸衰竭的患者 = $1.5 \times$ BEE

- 肥胖的COPD患者 = $(1.0 \sim 1.1) \times$ BEE

- 机械通气COPD患者,急性应激期 $20 \sim 25$ kcal/(kg·d),应激代谢稳定后适当增加至 $30 \sim 35$ kcal/(kg·d)

* 1 kcal = 4.18 kJ

2. 美国营养医师协会COPD营养指南

(1)采用体重指数(BMI)和体重变化情况评估患者的体重状态。

(2)个体需求差异大,应制定个体化的能量需求。

(3)少量多餐,需增加体重者应摄入高能量密度食物或营养补充剂。

(4)COPD患者骨质疏松和椎体骨折风险增高,需注意钙剂和维生素D的补充。

(5)饮食补充足量的维生素 A[900 μg/d(男),700 μg/d(女)]、维生素 E(15 mg/d)、维生素 C(90 mg/d)、ω-3脂肪酸[1.6 g/d(男),1.1 g/d(女)]。

3. 膳食宝塔解读

(1)吃动平衡,健康体重。

① 推荐每天至少5天中等强度身体活动,累计150分钟

以上。

② 平均每天主动身体活动 5 000 步。

③ 减少久坐时间，每小时起来动一动。

（2）多吃蔬果、奶类、大豆。

① 蔬菜和水果是维生素、矿物质、膳食纤维和植物化学物的重要来源。推荐每天摄入 300～500 g，深色蔬菜应占 1/2，200～350 g 水果，果汁不能代替鲜果。

② 奶类和大豆类对降低慢性病的发病风险具有重要作用，摄入量相当于每天液态奶 300 g，大豆 25 g 以上，吃适量坚果。

（3）适量吃鱼、禽、蛋、瘦肉。

① 动物性食物优选鱼和禽类（鸡鸭）。

② 脂肪含量相对较低。

③ 畜肉选择瘦肉，瘦肉脂肪含量较低。

④ 过多食用烟熏和腌制肉类可加重肿瘤的发生风险，应当少吃。

⑤ 推荐每天摄入鱼、禽、瘦肉总量（120～200 克），畜禽类：40～75 克，水产类：40～75 克，蛋类：40～50 克。

（4）少盐少油，控糖限酒。

食盐、烹调油和脂肪摄入过多，是高血压、肥胖和心脑血管疾病等慢性病发病率居高不下的重要因素。

① 每天食盐不超过 6 克。

② 每天烹调油 25～30 克。

③ 每天摄入糖不超过 50 克，最好控制在 25 克以下。

④ 每天 7～8 杯水（1 500～1 700 毫升），提倡饮用白开水，少喝含糖饮料。

⑤ 一天饮酒酒精量男性不超过 25 克，女性不超过 15 克。

⑥ 杜绝浪费，按需备餐。按需选购食物，按需备餐，提倡分餐不浪费。

⑦ 选择新鲜卫生的食物和适宜的烹调方式，保证饮食卫生。

4. 营养方案制定

一二三四五，红黄绿白黑

（1）"一"：每天喝一袋牛奶（酸奶），内含 250 mg 钙，可有效改善我国膳食钙普遍偏低状态。

（2）"二"：每天摄入碳水化合物 250～350 g，相当主食 6～8 两。

（3）"三"：每天进食 3 份高蛋白食物。每份指瘦肉 50 g，或鸡蛋 1 个，或豆腐 100 g，或鸡鸭肉 100 g，或鱼虾 100 g。

（4）"四"：四句话。① 有粗有细——粗细搭配；② 不甜不咸；③ 三四五顿（指在总量控制下，进餐次数多，有利防治糖尿病、高血脂）；④ 七八分饱。

（5）"五"：每天 500 g 蔬菜及水果，加适当烹调油及调味品。

（6）"红"：每天可饮红葡萄酒 500～100 ml，有助增加高密度脂蛋白及活血化瘀，预防动脉粥样硬化。

（7）"黄"：黄色蔬菜，如胡萝卜、红薯、南瓜、西红柿等含有丰富的胡萝卜素，有利于提高免疫力。

（8）"绿"：指绿茶及深绿色的蔬菜。饮料以茶为好，茶以绿茶为好，据中国预防医学科学院研究，绿茶有明确的预防肿瘤和抗感染作用。

（9）"白"：指燕麦片或燕麦粉。每天进食 50 g 燕麦片，可有效改善血胆固醇。

（10）"黑"：指黑木耳。每天进食黑木耳 5～15 g，能显著降低血黏度和血胆固醇，有利于预防血栓形成。

第四节　战胜哮喘，从正确认知开始

一、哮喘的定义

全球哮喘防治创议（GINA）将哮喘定义为"一种由多种细胞和细胞组分参与的慢性气道炎症性疾病"。哮喘的气道炎症是一种"过敏性"慢性炎症，不是"感染性"炎症。一般不采取抗生素治疗。

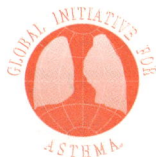

二、 哮喘的疾病分期

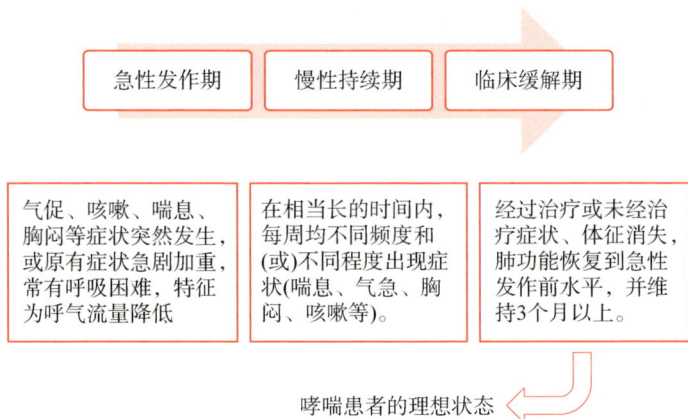

急性发作期	慢性持续期	临床缓解期

气促、咳嗽、喘息、胸闷等症状突然发生，或原有症状急剧加重，常有呼吸困难，特征为呼气流量降低	在相当长的时间内，每周均不同频度和(或)不同程度出现症状(喘息、气急、胸闷、咳嗽等)。	经过治疗或未经治疗症状、体征消失，肺功能恢复到急性发作前水平，并维持3个月以上。

哮喘患者的理想状态

三、哮喘发作前症状

（1）咳嗽、胸闷,有痰不易咳出。

（2）鼻痒、眼睛痒、频繁打喷嚏、流清水样鼻涕。

（3）出现鼻塞、咽痛、咳嗽乏力等感冒症状。

（4）儿童在好发季节白天过度疲劳、吵闹。

（5）女性在好发季节的月经来潮前。

四、 哮喘的病因

（1）家族史：遗传因素。

（2）特殊体质或过敏体质。

（3）婴儿湿疹。

（4）过敏性鼻炎。

（5）食物药物过敏史。

（6）呼吸道感染

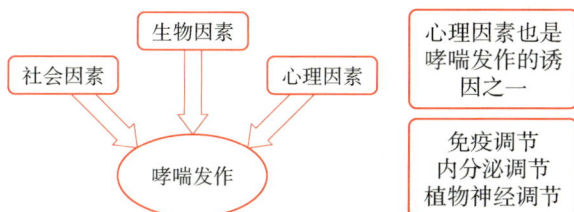

五、哮喘的治疗

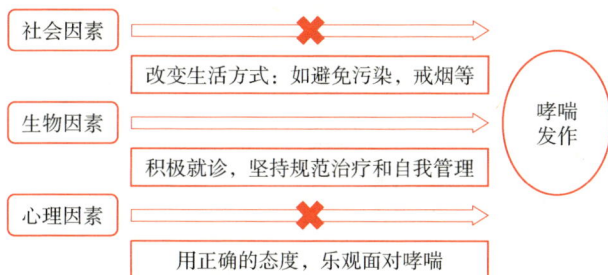

1. 哮喘总体控制是哮喘治疗的主要目标

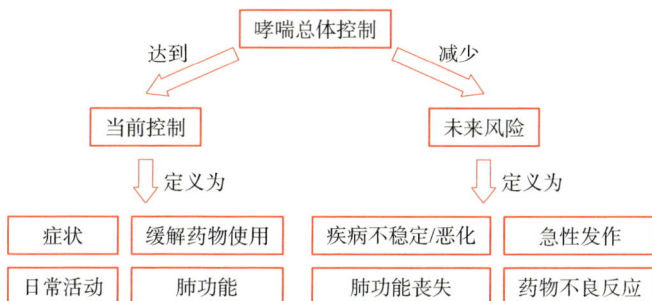

全球哮喘学界一致推荐吸入疗法

吸入疗法与口服给药相比，具有药物直达肺部、用量小、作用快、安全性高、疗效好等优势。

2. 压力定量吸入气雾剂

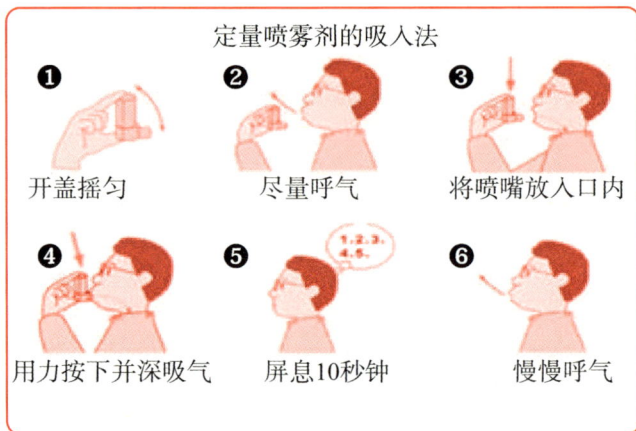

定量喷雾剂的吸入法

❶ 开盖摇匀

❷ 尽量呼气

❸ 将喷嘴放入口内

❹ 用力按下并深吸气

❺ 屏息10秒钟

❻ 慢慢呼气

3. 哮喘的管理模式

（1）影响哮喘控制率的前三位患者相关因素。

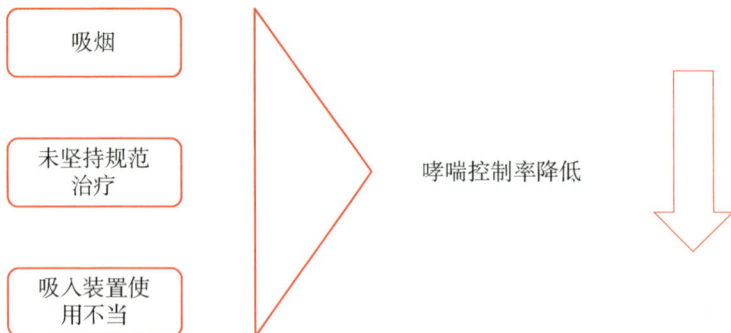

吸烟

未坚持规范治疗

吸入装置使用不当

哮喘控制率降低

（2）哮喘长期管理模式。

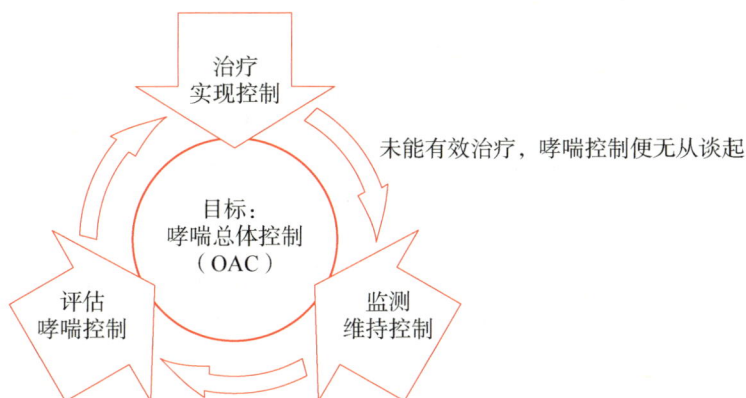

未能有效治疗，哮喘控制便无从谈起

第五节　哮喘患者自我管理

一、支气管哮喘的自我诊断

1. 30秒钟诊断自测题

您有咳嗽、喘息和胸闷症状吗？

您有因咳嗽、喘息和胸闷而夜间憋醒的情形吗？

您有因咳嗽、喘息而不能参加运动吗？

您有因咳嗽、喘息而误工误学吗？

您有使用平喘药后咳、喘症状缓解的历史吗？

2. 哮喘控制测试

在过去 4 周内，在工作、学习或家中，哮喘妨碍您进行日常活动的情形				
所有时间 1	大多数时间 2	有些时候 3	很少时候 4	没有 5

在过去 4 周内，你有多少次呼吸困难				
每天不止 1 次 1	一天 1 次 2	每周 3～6 次 3	每周 1～2 次 4	完全没有 5

在过去 4 周内，因为哮喘症状（喘息、咳嗽、呼吸困难、胸闷或疼痛），您有多少次在夜间醒来或早上比平时早醒				
每周 4 晚 1	每周 2～3 晚 2	每周 1 次 3	1～2 次 4	没有 5

在过去 4 周内，您有多少次使用急救药物治疗（如沙丁胺醇）				
每天 3 次以上 1	每天 1～2 次 2	每周 2～3 次 3	每周 1～2 次或更少 4	没有 5

你如何评估过去 4 周您的哮喘控制情况				
没有控制 1	控制很差 2	有所控制 3	控制很好 4	完全控制 5

总分 25 分：完全控制；20～24 分：良好控制；低于 20 分：未得到控制

3. 哮喘控制问卷（ACQ‑7）

根据您在过去 1 周的实际情况在适当的数字上画圈			
平均说来，在过去 1 周中，您有多少次因哮喘而在夜间醒来？ 0. 从来没有 1. 几乎没有	平均来说，在过去 1 周中，当你早上醒来时，您的哮喘症状平均有多严重？ 0. 有症状	总体来说，在过去 1 周，你的日常活动因哮喘受到何种程度的限制？ 0. 无任何限制 1. 很轻微地受限制	总体来说，在过去 1 周，您因哮喘而呼吸困吗？ 0. 没有呼吸困难 1. 很少呼吸困难 2. 有些呼吸困难

（续表）

			3. 中等程度呼吸困难
2. 少数几次 3. 有几次 4. 许多次 5. 绝大数时间 6. 因哮喘而无法入睡	1. 很轻微的症状 2. 轻微的症状 3. 中等程度的症状 4. 较严重的症状 5. 严重的症状 6. 很严重的症状	2. 轻微受限制 3. 中等度受限制 4. 很受限制 5. 极度受限制 6. 完全受限制	4. 较严重的呼吸困难 5. 很严重呼吸困难 6. 非常严重的呼吸困难
总体来说,您有多少时间出现喘息? 0. 没有 1. 几乎没有 2. 有些时候 3. 经常 4. 许多时候 5. 绝大部分时间 6. 所有时间	平均来说,在过去1周中,您每天使用多少次(喷)短效支气管舒张剂〔如万托林、沙丁胺醇(舒喘灵)〕 0. 没有 1. 1～2喷 2. 3～4喷 3. 5～8喷 4. 9～12喷 5. 13～15喷 6. 16喷以上	支气管舒张剂使用期前 FEV_1、FEV_1 预计值、FEV_1 占预计值百分比 0 >95% 1. 95%～90% 2. 89%～80% 3. 79%～70% 4. 69%～60% 5. 59%～50% 6. <50%预计值	平均得分 完全控制<0.75 良好控制0.75～1.5 未控制>1.5

二、哮喘患者的日常自我管理

1. 饮食

饮食原则：保证营养、避免发作。营养、温热、清淡、松软，少食多餐；避免诱发哮喘的刺激性食物；忌口：过咸的食物、橘子、枇杷、香蕉、甘蔗、螃蟹、蚌肉、蛤蜊等。

（1）杏仁猪肺粥。

功效：宣肺降气、化痰止咳。

处方：杏仁 10 g、猪肺 90 g、粳米 60 g。

制作：杏仁去皮尖，洗净。猪肺洗净，切块，放入锅中出水后，用清水漂洗净，将洗净的粳米与杏仁、猪肺放入锅内同煮，文火煮成粥，调味即可。

（2）芡实核桃粥。

功效：补肾纳气定喘。

处方：芡实 30 g、核桃仁 20 g、红枣 10 个、粳米 50 g。

制作：以上各味与粳米文火同煮成粥，分次服食，也可常食。

（3）虫草老鸭汤。

功效：补肾益精，养肺止咳。

处方：鸭肉 250 g、冬虫夏草 10 g、红枣 4 个。

制作：将冬虫夏草、红枣去核洗净，鸭肉洗净斩块。把全部用料一起放入锅内，加沸水适量，文火隔开水炖 3 小时，随量饮汤食肉。

2. 环境

（1）避免接触宠物、花卉等过敏原，戒烟。

（2）合理使用空调。

3. 休息与活动

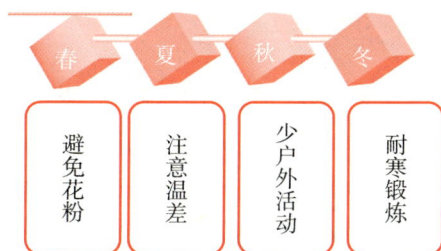

4. 衣着

纯棉织品（适宜）。

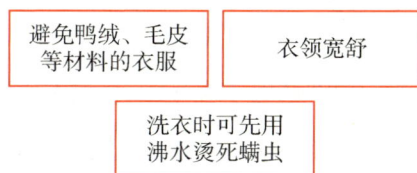

5. 家居清扫

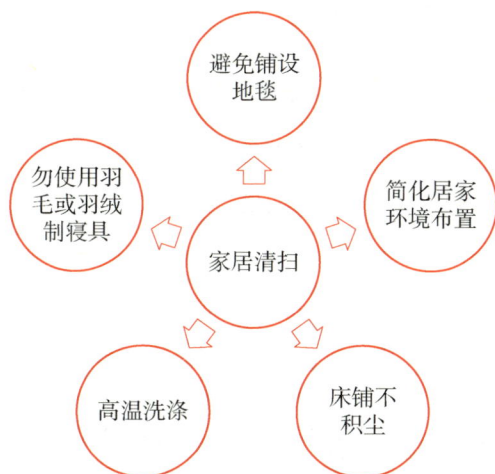

第五节　"老慢支"如何防寒过冬

一、"老慢支"的定义

慢性支气管炎（即"老慢支"）是因反复感染，长期的物理、化学性刺激，引起的气管、支气管黏膜及其周围组织的慢性、非特异性炎症，以咳嗽、咳痰或伴有喘息及反复发作为临床特征。

二、"老慢支"的流行病学

慢性支气管炎是严重危害人民健康的常见病、多发病。患病率为 $3\%\sim5\%$，老年人 15% 左右，北方高于南方，农村高于城市，吸烟者高于不吸烟者。

三、"老慢支"的病因

1. 外因

（1）感染：病毒（感冒病毒、鼻病毒、腺病毒）。在病毒感染的基础上，可继发细菌感染，以上是慢支发作和加剧的主要原因。

（2）理化因素：① 吸烟。② 大气污染，如某些化学气体，对支气管黏膜有刺激和细胞毒性作用。

（3）气候变化：冷空气刺激支气管黏膜，引起黏液腺分泌增加，支气管平滑肌痉挛，分泌物排出困难，症状加重，所以北方患病率高于南方。

（4）过敏因素：如对尘、螨、细菌及真菌过敏。

2. 内因

（1）免疫功能降低：支气管黏膜分泌的 IgA、IgG 减少，易导致感染。

（2）自主神经功能失调：副交感神经反应增高引起支气管收缩、痉挛、分泌增多，而产生症状。

（3）老年人呼吸道防御功能低下，使慢性支气管炎发病率增加。

四、"老慢支"的症状

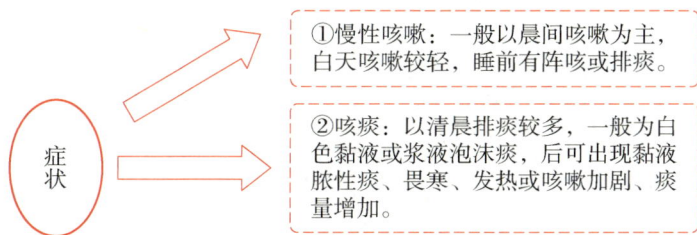

症状

①慢性咳嗽：一般以晨间咳嗽为主，白天咳嗽较轻，睡前有阵咳或排痰。

②咳痰：以清晨排痰较多，一般为白色黏液或浆液泡沫痰，后可出现黏液脓性痰、畏寒、发热或咳嗽加剧、痰量增加。

咳嗽、咳痰、喘息为主要症状

③喘息或气促：有支气管痉挛者可出现喘息，先出现劳累或活动后气促，晚期则喘息明显，生活难以自理。

体征

早期无异常体征。急性发作期，多在背部和两肺下部闻及散在干、湿性啰音，咳嗽后可改变或消失。

临床分型

分型

①单纯型：以咳嗽、咳痰为主要表现；②喘息型：有咳嗽、咳痰和喘息症状，常伴有哮鸣音，喘息于睡眠时明显，阵咳时加剧。

分期

①急性发作期：指患者1周内出现脓性或黏液脓性，痰量明显增多或伴有发热等炎症表现；或指1周内咳、痰、喘症状中任何一项明显加重者。②慢性迁延期：患者有不同程度的咳、痰、喘症状，迁延达一个月以上。③临床缓解期：患者症状自然缓解，或经治疗后症状基本消失，或偶有轻微咳嗽，少量痰液，维持两个月以上者。

五、"老慢支"的诊断

诊断标准

临床上以咳嗽、咳痰为主要症状或伴有喘息，每年发病持续三个月，并连续两年或以上。对临床上虽有咳、痰、喘症状并连续两年或以上，但每年发病持续不足三个月的患者，如有明确的客观检查依据（如X线、肺功能等）也可诊断

排除标准

排除具有咳嗽、咳痰、喘息症状的其他疾病（如肺结核、尘肺、肺脓肿、心脏病、心功能不全、支气管扩张、支气管哮喘、慢性鼻咽疾患等）

六、"老慢支"的预防

冬季对"老慢支"患者来说是比较难熬的季节，尤其是北方室内外温差大，患者很容易发生呼吸道感染，病情加剧。"老慢支"患者如何才能平稳度过冬季？

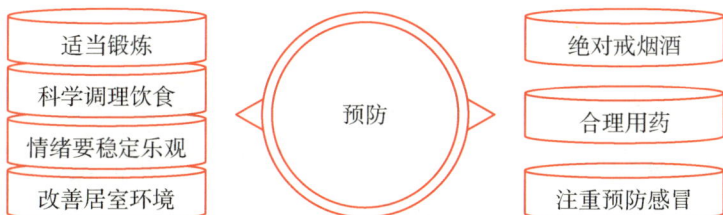

1. 适当锻炼

锻炼强度可因人而异，以不感到劳累、舒适为宜，还可进行呼吸操、扩胸运动、腹式呼吸等训练。

2. 科学调理饮食

饮食以清淡、温软为宜，多吃富食维生素、微量元素、优质蛋白的食物，如羊肉、狗肉、禽蛋、豆制品、新鲜蔬菜、水果、干果等。禁食咸辣、燥热之物。

3. 情绪要稳定乐观

要有平衡的心理，经常保持稳定的情绪，精神要愉快乐观，避免紧张、焦虑、忧郁等不良因素的刺激。

4. 改善居室环境

居室要安静，卫生清洁，保持空气新鲜，而且要有良好的温度和相对湿度。温度最好控制在 16～20℃,相对湿度在 45％左右。

5. 绝对戒烟酒

香烟的烟雾能导致肺的防御功能降低,加重呼吸道感染,诱发急性发作。而酒精能生湿积痰,刺激呼吸道,使病情加重。

6. 合理用药

"老慢支"在缓解期应以养生健身、增强机体抗病能力为主。在急性发作期应控制感染,合理使用抗生素。对卧床患者要及时采取排痰措施,以防阻塞气管,引起继发性感染。

7. 注重预防感冒

感冒是引起多种疾病的诱因,"老慢支"也不例外。冬季要加强耐寒锻炼。

第七节　老年重症肺炎

一、老年重症肺炎定义

老年重症肺炎是指除肺炎常见的呼吸系统症状外,尚有呼吸衰竭和其他系统明显受累的表现。

二、老年重症肺炎的病因

（1）常见病原体为病毒和细菌。

（2）老年人长期卧床，身体机能衰弱。

（3）老年人抵抗力差，多种慢病共存。

三、老年重症肺炎的分类

（1）社区获得性肺炎（CAP）肺炎球菌 40%，G^- 杆菌 20%。

（2）医院获得性肺炎（NP 或 HAP）肺炎球菌约 30%，需氧 G^- 杆菌 50%。以重症监护病房（ICU）里的获得性肺炎和呼吸机相关肺炎（VAP）常见。HAP 亦常发生于免疫抑制宿主及其他重危患者。

四、老年重症肺炎的临床表现

1. 症状

（1）初期出现发热、咳嗽、流涕等上呼吸道感染症状。

（2）可突发寒战，高热可达 39～40℃，咳、喘症状加重。

（3）早期咳白色泡沫痰，可带少量血丝，典型者 1～2 天后出现铁锈色痰，以后痰液增多而呈黏液脓性或纯脓性（黄痰）。

（4）胸部剧烈的刀割样锐痛或针刺样疼痛，随呼吸和咳嗽而加重。

（5）严重者有呼吸困难和口唇发绀，部分患者有恶心、呕吐、腹泻等症状。

（6）严重者出现嗜睡和烦躁，亦可发生昏迷，通常提示因严重缺氧和二氧化碳潴留及毒素作用，引起脑水肿及中毒性脑病、心功能不全。

2. 体征

（1）早期体征不明显，肺部仅闻呼吸音变粗，以后可闻及中、小湿啰音。

（2）后期可闻及细小湿啰音或捻发音。

（3）肺炎病灶融合扩大，肺部叩浊，闻及管状呼吸音。

（4）严重者气急、发绀、嗜睡及血压偏低。

（5）败血症者，皮肤黏膜有出血点、神志恍惚。心率突然增快、肝脏进行性增大，提示心功能不全。

3. 诊断标准

主要标准	次要标准
① 需要机械通气	① 呼吸 30 次/分
② 48 h 内肺部浸润增大超过 50%	② $PaO_2/FiO_2 < 250$
③ 脓毒性休克	③ 双肺或多叶受累
④ 急性肾衰	④ 收缩压 < 90 mmHg，舒张压 < 69 mmHg
诊断：1 条主要标准或 2 次要标准	

五、 老年重症患者的治疗

1. 抗感染治疗

2. 支持治疗

（1）卧床休息，注意保暖、密切观察病情。

（2）注意补充足够蛋白质，热量及维生素。

（3）给氧。

（4）剧烈胸痛可酌情使用少量镇痛药。

（5）重症：加抗休克治疗。

六、 老年重症患者的护理

1. 环境

（1）保持病室空气清新。

（2）禁止吸烟。

（3）避免对流风。

（4）温度适宜，以 18～28℃为宜。

（5）相对湿度以 60％～65％为宜。

（6）注意患者保暖，以免着凉。

（7）保持室内外安静，避免各种突发性噪声。

（8）病室每天用消毒液清洁 2 次，防止医源性交叉感染。

2. 饮食

（1）根据患者病情给予清淡、易消化、富营养、高维生素的半流食或普食,如面条、鸡蛋羹、鱼汤等。

（2）鼓励患者进食,少食多餐,以补充营养,提高抵抗力。

（3）神志不清或不能进食者静脉补充所需的营养,必要时给予鼻饲。

3. 保持呼吸道通畅

（1）及时清除痰液。

（2）改善肺泡通气功能。

4. 多种基础疾病伴体弱卧床、痰多而黏者

（1）每2~3小时帮助翻身1次。

（2）鼓励患者咳嗽。

（3）在呼气期给予拍背,促进痰液排出。

（4）神志不清者,可进行机械吸痰。

5. 口腔和皮肤护理

（1）协助患者每天做口腔护理,餐后漱口,以保持口腔清洁。

（2）定时翻身、擦洗。

（3）保持床单清洁、平整,不可强行塞拉坐便器,以免发生压疮。

6. 氧气吸入的护理

（1）吸氧能提高重症肺炎患者的动脉血氧分压,改善换气功能。

（2）吸氧时要注意氧气的湿化，以免呼吸道黏膜干燥，要定时观察血氧分压，使之维持在正常水平。

（3）严格掌握吸氧的浓度和流量一般采用鼻导管法吸氧，如经鼻导管吸氧后缺氧症状无明显改善时，可给予面罩吸氧，待缺氧症状缓解后停止吸氧。

7. 用药的护理

（1）输液时严密观察滴速，单位时间内不宜过快，防止发生肺水肿。

（2）静脉滴注可用输液泵控制输液速度保证药物匀速准确地输入患者体内，对重症患者应精确记录 24 小时出入量。

8. 发热的护理

发热要采取相应的降温措施。发热可使机体代谢加快，耗氧量增加，使机体缺氧加重，故应监测体温，警惕高热惊厥的发生。

9. 病情观察

（1）定时测血压、体温、脉搏和呼吸。

（2）观察精神症状，是否有神志模糊、昏睡和烦躁等。

（3）观察有无休克早期症状，如烦躁不安、反应迟钝、尿量减少等。

（4）注意痰液的色、质、量变化。

（5）密切观察各种药物作用和不良反应。

第八节　发现肺部小结节，别慌

一、肺结节定义

肺结节（solitary pulmonary nodule，SPN）指被肺实质完全包围的单发小病灶（直径 3 cm），通常边界清晰。测得直径≤3 cm 的病变称为结节，直径＞3 cm 则称为肿块。

二、常见的肺结节

肺内小结节，主要包括错构瘤、结核球、炎性假瘤、肺癌和肺内的转移癌等。

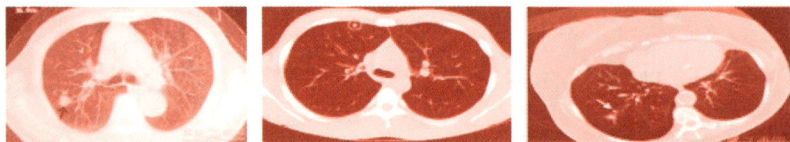

肺部小结节的发现是好事，肺 CT 筛查出的小结节 90% 是良性的。因此，有了 CT 的检查，使得 85% 的肺癌可以在早期便被发现，如及时手术，10 年生存率可以上升到 92%。WHO 定义癌症治疗，生存期限超过 10 年即称为"治愈"。

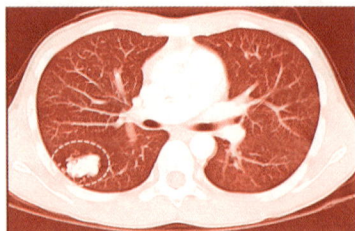

三、 肺结节的诱因

（1）环境污染、雾霾因素。

（2）吸烟、二手烟因素。

（3）随着生活水平的提高，大家对平时的健康体检也越来越重视，CT 扫描在肺部的应用越来越多，肺部结节的发现比以前也明显增多。

四、 肺结节的常见检查方法

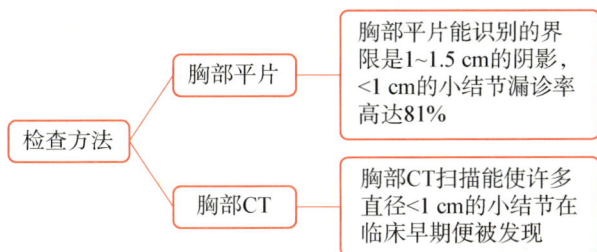

检查方法
- 胸部平片 —— 胸部平片能识别的界限是1~1.5 cm的阴影，<1 cm的小结节漏诊率高达81%
- 胸部CT —— 胸部CT扫描能使许多直径<1 cm的小结节在临床早期便被发现

低剂量的胸部 CT 扫描，对人体的放射影响是很小的；医生通过高分辨率 CT（HRCT），特别是螺旋 CT 扫描来放大病灶的局部形态，观察其周围的情况，可以极大地提高对肺部结节的诊断能力。

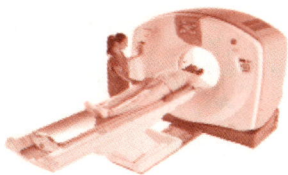

《NCCN 指南》建议对肺癌高危人群每年进行肺部低剂量螺旋 CT 检查。

高危人群是指：

① 55～74 岁，正在吸烟或者戒烟少于 15 年，并且吸烟指数大于 30 年。

② 年龄＞50 岁，吸烟指数大于 20 年，并且合并下列情况之一者：肿瘤病史，肺病史，家族中有肺癌患者，住所氡暴露和致癌物质的职业性暴露（包括砷、铬、石棉、镍、镉、铍、二氧化硅和柴油烟气）。

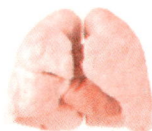 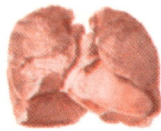

吸烟前　　　　　　　吸烟后

特别是中年以上人群、有吸烟史的人群建议每年进行一次低剂量 CT 检查！

五、 肺结节的诊断

1. 判断病灶的性质要从多方面考虑

临床上，常常根据小结节的影像学特点和其动态变化情况、患者的自身症状来综合判断病灶的性质。

恶性小结节常常具有特殊的影像学表现，如：结节周围有毛刺、分叶，结节邻近组织的胸膜凹陷等。

2. 小结节的动态改变也是判断病灶良恶性的关键

（1）病灶在短时间（2～3 个月）内增大、饱满。

（2）病灶内部性质发生改变（出现空泡征、磨玻璃阴影、新增了实变的成分等）。

（3）少部分患者在随访期出现发热、咳嗽、痰血、胸痛等临床症状，这些都是提示小结节为恶性的信号。

3. 小结节密度

小结节自身的密度也是判断其良恶性质的依据。恶性小结节是由快速生长的肿瘤细胞形成的实质性软组织密度阴影，其内可能存在未被肿瘤细胞占据的空泡样改变，少数病例还会出现不定型的细沙样的钙化阴影和内壁不规则、厚薄不均的空洞。

4. 磨玻璃阴影

磨玻璃阴影是正在发展中的、活动的、并且是可以治疗的疾病，由肺泡内含气量下降或肺泡未被完全充填形成的。恶性病灶中肿瘤细胞逐步生长，可形成不均匀的磨玻璃样改变，当磨玻璃阴影中含有实性成分，其恶性的概率为63％；而不伴实性成分的仅有18％的概率为恶性。

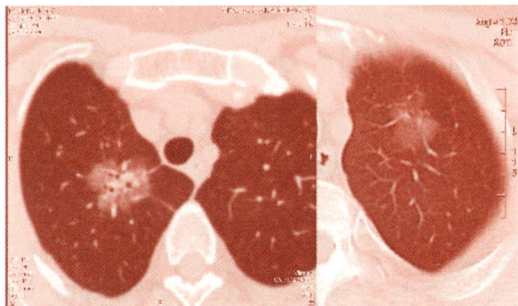

由医生结合患者的年龄、职业、接触史、吸烟史、小结节

影像学形态及生长速度对小结节的恶性概率进行评估。

5. 健康检查

每年进行肺低剂量CT(LDCT)检查,至少持续3年(最佳持续年限尚不清楚)。

(1)发现肺部实性或部分实性结节(无良性钙化、脂肪或炎性表现的结节)。

① ≤4 mm,每年LDCT检查,至少持续3年(最佳持续年限尚不清楚)。

② 4～6 mm,6个月后复查LDCT,如无增长,12个月后复查LDCT,仍无增长,每年复查LDCT,至少2年(最佳持续年限尚不清楚)。

③ 6～8 mm,3个月后复查LDCT,如无增长,6个月后复查LDCT,无变化则12个月后复查LDCT,仍无变化,每年复查LDCT,至少2年(最佳持续年限尚不清楚)。

④ >8 mm,考虑PET/CT检查,如怀疑肺癌,手术或活检;不考虑肺癌,动态观察同上。

以上情况在动态观察中,如发现结节增长,建议手术切除。

⑤ 发现支气管内结节,1个月后复查LDCT,如无消退,做纤维支气管镜检查明确。

(2)发现肺部磨玻璃影(GGO)或其他非实性结节(无明确良性指证)。

① ＜5 mm，12 个月后复查 CT，如稳定，每年 LDCT 检查，至少持续 2 年（最佳持续年限尚不清楚）。

② 5～10 mm，6 个月后复查 CT，如稳定，每年 LDCT 检查，至少持续 2 年（最佳持续年限尚不清楚）。

③ ＞10 mm，3～6 个月后复查 LDCT，如稳定，可以 6～12 个月后复查 LDCT，或者活检或手术切除。

（3）以上动态观察中如果发现结节增大或者实性变，除直径＜5 mm 者可以考虑 3～6 个月动态复查 LDCT 外，其他均应手术切除。

① 患者条件允许的前提下，可行 CT 引导下经皮肺穿刺的方法协助诊断。CT 引导下经皮肺穿刺准确度为 82.6%，对直径≤1 cm 的准确率为 66.7%。

② 获得细胞学和组织学的确诊后采用胸腔镜手术切除。

③ 对 CT 引导下经皮肺穿刺困难的患者，则直接行胸腔镜手术切除。

④ 医生判断为恶性的可能性较大时，应该早期行手术治疗。

⑤ 对于病灶直径＜1 cm 的小结节，由于尚未建立血道和淋巴道的转移途径，仅仅需要行局部切除，不需行淋巴结的清扫。

第五章 你的"胃口"好吗

第一节 糖尿病胃肠病变

一、胃肠病变的发病情况

糖尿病常同时影响消化系统多个脏器的功能,也可对其中个别脏器的功能影响较为突出。

糖尿病患者 40%～76% 有食管和胃肠道功能障碍,20%～40% 有明显的食管和胃肠道症状。

二、胃肠功能病变

(1)食管运动功能障碍。

(2)糖尿病性胃轻瘫。

(3)肠道功能障碍。

(4)无胆结石性绞痛。

三、 胃肠病变的病因

（1）主要病因是糖尿病导致的神经病变，如内脏神经细胞变性或坏死。

（2）高血糖本身和胃肠道分泌的某些生物活性物质，如胃动素水平的改变也明显影响胃肠道运动功能。

（3）糖尿病合并的微小血管病变导致的消化道平滑肌变性。

四、 胃肠病变的临床表现

1. 食管运动功能

40％以上的糖尿病患者并发食管运动功能障碍，主要表现有烧心、反酸和胸骨后疼痛。

2. 糖尿病性胃轻瘫

研究发现约76％的患者有胃运动功能障碍，主要表现为腹胀、早饱、恶心和呕吐等症状，临床上称为"糖尿病性胃轻瘫"。

3. 肠道功能障碍

糖尿病伴发小肠、结肠和肛门运动功能障碍也常见，表现为慢性便秘、腹泻或大便失禁。

4. 便秘的严重后果

用力排便时，其血压水平较平时翻一番，许多患者收缩压达到 200 mmHg 以上，常导致血管破裂引起视网膜出血迅速引起失明。心脏及脑供血不足，引起急性心肌缺血或脑缺血。糖尿病患者应把防便秘作为"必修课"。

5. 胆道功能改变

部分患者有胆道的运动功能改变,出现无胆结石性胆绞痛。

五、 胃肠病变的防治

1. 饮食

（1）适当控制总热量及保持食物营养比例合理,饮食中增加粗纤维含量,促进胃肠蠕动功能。适当补充维生素类,特别是维生素 B_1、维生素 B_2 和维生素 B_{12},改善植物神经营养与功能。

（2）加强体育锻炼,提高机体免疫力,增强胃肠蠕动功能,促进胃排空。

2. 监测

（1）服用调节胃肠道运动功能的药物。

（2）严格控制血糖水平,控制血糖能明显延缓糖尿病患者微血管病变和神经病变的发生和发展,也可明显改善胃排空功能。

3. 便秘

有便秘习惯者应多吃些膳食纤维,多饮水,养成定时解便的习惯等,严重的大便秘结可用一些缓泻药及胃肠动力药物。

4. 腹泻

（1）尽可能限制用冷冻食物及避免不易消化的食物。

改善肠蠕动,减少细菌生长。用中枢神经系统镇痛及镇静药如可待因等对部分患者有效。

（2）不少患者应用抗生素后,腹泻症状可缓解,一般以广谱抗生素为宜,对控制继发于细菌感染引起的腹泻有明显疗效。

六、 胃肠病变的自我护理

1. 定期复查血糖

认真控制糖尿病,定期复查血糖特别是餐后 2 小时血糖。

2. 注意保暖

糖尿患者机体自主神经功能异常,应变能力差,尽量避免突然接触冷空气。

3. 稳定情绪, 劳逸适度

情绪紧张可以直接加快胃肠道的蠕动导致腹泻。

4. 加强锻炼

可以每天早晚在空腹时按摩腹部。

腹部按摩手法：左手在上,从右向左顺时针转;右手在下,以肚脐眼为中心从左向右逆时针转,每次 50 次。这样按摩可以改善胃肠道的运动和血液循环。

点按"内关"(手根横纹下二横指二筋中间)、"足三里"(膝盖下膝眼处下四横指骸骨外一横指处)等穴位,每天

2 次,每次 30 分钟,加强胃肠有关经络的疏通。

5. 调整食谱

(1) 尽量少吃使胃肠胀气、排气增多的食物,如牛奶、豆类;减少小麦、土豆和玉米等淀粉样食物的摄入量,这些食物只能被人体吸收小部分,大部分要靠大肠内部的细菌代谢分解,从而使产气增多。不同的人对上述食物的反应不同,细心观察自己的排气量与进食不同食物的关系,从而避免胃肠胀气。

(2) 炒菜烹调时适当加入姜、蒜、胡椒等调味品以减少排气。不要吃冷饮和凉拌菜,以免导致胃肠蠕动加快,出现疼痛和腹泻。

(3) 减少咖啡、巧克力、李子、梨、桃子、果脯、果酱等食物,可能加快肠蠕动,增加食物的摄入量。

6. 便秘食疗方

(1) 菠菜拌麻油。

组成:鲜菠菜 250 克,麻油 15 克。

制法与用法:菠菜洗净,在沸水中余 3 分钟取出,用麻油拌食。佐餐食用。

适应证:用于燥热型糖尿病性便秘,有清热润燥、下气通便之功效。

(2) 马蹄汤。

组成:鲜空心菜 200 克,马蹄 10 个。

制法与用法:将马蹄去皮后,加空心菜同煮汤。每日分

2～3 次服食。

适应证：用于大肠热结型糖尿病性便秘，有清热润燥、通便之功效。

（3）清炒红薯叶。

组成：红薯叶 500 克，食用油、盐适量。

制法与用法：将红薯叶加油、盐炒熟。佐餐食用，每日 2 次，连用数日。

适应证：用于糖尿病性便秘，对于糖尿病进食多者尤为适宜。

（4）火麻仁粥。

组成：火麻仁 10 克，粳米 50 克。

制法与用法：先将火麻仁捣烂水研，滤汁，与粳米同煮作粥。供晚餐食用。

适应证：用于津亏型糖尿病性便秘，有滋阴生津、润肠通便之功效。

第二节　胃炎会变成胃癌吗

一、胃炎的定义

胃炎主要是指不同病因引起的胃黏膜的炎症。

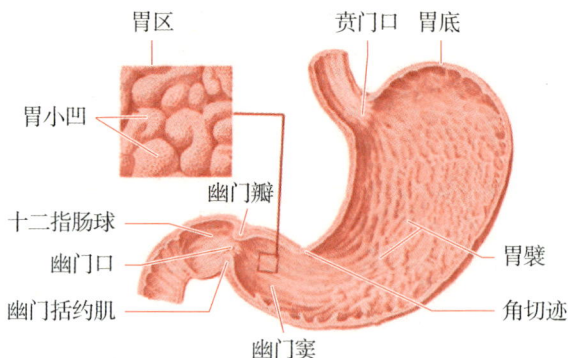

二、胃炎的分类

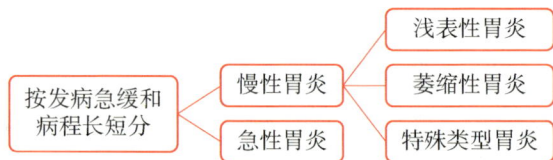

（一）急性胃炎

1. 表现

明显的上腹部疼痛或不适

2. 病因

（1）应激：严重的创伤、大手术、大面积烧伤、脏器功能衰竭及休克等。

（2）理化损伤：咖啡、浓茶、乙醇、过冷过热的食物，非类固醇抗炎药，氯化钾，铁剂等。

（3）急性细菌感染：幽门螺杆菌、沙门氏菌、葡萄菌等。

（4）重度萎缩性胃炎可发展成胃癌。

3. 预后

病程短，有自限性，经治疗后，不留后遗病变；如致病因素持续存在，可发展为慢性胃炎。

（二）慢性胃炎

1. 表现

大多数（70％～80％）患者无症状或症状很轻，部分患者出现消化不良的症状，少数重症患者会有疼痛、消瘦、厌食的症状。

2. 病因

（1）大多数慢性胃炎是幽门螺杆菌相关性胃炎，可持续存在，但多无症状。

（2）少数慢性浅表性胃炎可发展为慢性多灶萎缩性胃炎，常合并肠上皮化生及异型增生。

（3）部分幽门螺杆菌相关性胃炎（＜20％）可发展为消化道溃疡。

（4）重度萎缩性胃炎可发展成胃癌。

三、胃炎会变癌吗？

1. 萎缩性胃炎伴肠化或异型增生者发生胃癌的危险性增加

（1）萎缩性胃炎常合并肠化，少数出现异型增生。经长期演变，少数患者可发展为胃癌。

（2）萎缩性胃炎尤其是伴有肠化或异型增生者，应定期随访（每年行胃镜及病理检查，不伴有肠化和异型增生的萎缩性胃炎每1～2年随访一次）。

一般认为，萎缩性胃炎每年的癌变率为0.5%～1%。

2. 根除幽门螺杆菌后，相关性胃炎发生胃癌的危险性降低

（1）幽门螺杆菌有促进萎缩性胃炎发展为胃癌的作用。

（2）根除幽门螺杆菌可明显减缓癌前病变的进展，并有可能减少胃癌发生的危险。

3. 环境因素可能影响慢性胃炎的转归

（1）吸烟，过度饮酒。

（2）缺乏新鲜蔬菜、水果及其所含的必要营养素。

（3）经常食用霉变、腌制、熏烤和油炸食物。

（4）过多摄入食盐。

总之，胃炎不一定变癌，但提高了癌变的百分比。

第三节　胃镜检查护理

一、胃镜是什么？

胃镜借助一条纤细、柔软的管子伸入胃中，医生可以直

接观察食道、胃和十二指肠的病变,甚至微小的病变。

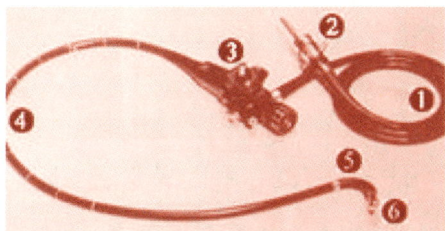

　　胃镜检查能直接观察到被检查部位的真实情况,更可通过对可疑病变部位进行病理学活检及细胞学检查,以进一步明确诊断,是上消化道病变的首选检查方法。胃镜也具有一定的治疗作用。

二、 胃镜的检查适应证

　　(1) 凡有消化道症状,疑有食管、胃及十二指肠病变,临床又不能确诊者。

　　(2) 原因不明的上消化道出血者。

　　(3) 有上消化道症状,X 线钡餐检查未能发现病变或不能明确病变性质者。

　　(4) 需要内镜随访复查的上消化道病变,如溃疡、萎缩性胃炎等癌前病变及术后胃等。

　　(5) 早期癌的普查。

　　(6) 需要通过内镜治疗的,如取异物、息肉或早期癌的切除、消化道出血的止血及食管静脉曲张硬化剂注射与结扎治疗、食管狭窄扩张与放置内支架治疗等。

三、 胃镜的检查禁忌证

1. 相对禁忌证

（1）心肺功能不全者（心电图异常者、高血压患者）。

（2）消化道出血患者血压不平稳者。

（3）有出血倾向，血红蛋白低于 50 g/L 者。

（4）高度脊柱畸形、巨大食管、十二指肠憩室者。

2. 绝对禁忌证

（1）神志不清、精神异常不能合作者。

（2）严重心肺疾患如严重心律失常、心力衰竭、心肌梗死急性期、哮喘发作期、呼吸功能衰竭不能平卧者。

（3）休克、昏迷等危重状态。

（4）食管、胃、十二指肠穿孔急性期。

（5）急性重症咽喉部疾患内镜不能插入者。

（6）腐蚀性食管炎和胃炎。

（7）主动脉瘤。

3. 申请、预约胃镜检查

（1）了解患者病史。

（2）心电图检查，血压、心肺功能评估，治疗者还需做凝血系统检查。

（3）填写申请单及签署同意书，预约检查日期，准备检查中所用药物。

（4）建议：感染系列筛查，化验转氨酶。

（5）评估患者是否长期口服阿司匹林，如需活检或内镜下治疗，需停药 1 周，术前备止血药。

四、 胃镜检查前的护理

（1）评估患者有无高血压、青光眼、前列腺肥大、心律失常、是否装有起搏器，如有与医生沟通做好相应的检查处理。

（2）评估患者是否有义齿。

（3）了解患者有无麻药过敏史。

（4）心理护理：向患者介绍检查的有关知识，让患者接受检查，并能主动配合。

（5）药物准备：2%的利多卡因或丁卡因溶液喷雾或服润滑止痛胶使咽部麻醉，（利多卡因胶浆）。

（6）精神过于紧张者：地西泮针 10 mg、山莨菪碱针　5～10 mg，或阿托品针 0.5 mg（解痉、止痛、减慢肠蠕动、镇静、减少腺体分泌）。

（7）无痛胃镜者还需准备麻药，监护、吸氧设备、负压吸引。

五、 胃肠镜过程

1. 胃镜检查前准备

患者检查当天禁食、禁水 4～6 小时及禁服药物，以免检查时引起呛咳等不良反应。但血压高者可口服降压药,保持血压平稳,体质虚弱患者静脉注射葡萄糖液,幽门梗阻患者应停止进食 2～3 天,必要时洗胃。做无痛胃镜者,一定要有家属陪同。

检查操作前患者需松开衣领及腰带,取下眼镜和义齿,避免假牙脱落,误入呼吸道或消化道。

2. 检查时体位

(1)左侧卧位。

(2)头略低向左侧。

(3)下肢弯曲以松弛腹肌。

(4)于口侧垫上消毒巾(口污袋)。

(5)上置弯盘。

(6)嘱患者轻轻咬住口垫。

3. 注意事项

大部分患者在无痛性胃镜操作后迅速清醒,但部分患者仍有轻微困倦、头晕感、步态不稳,生命体征不能立即恢复。因此,应特别注意以下几点:

(1)应在医院留观 30 分钟,并密切监测血压、心率、脉搏、血氧饱和度及患者意识情况,最好让患者侧卧,安静入睡15～30 分钟。起床时需观察有无头晕、四肢无力的症状,专人看护防止摔伤及意外发生。

(2)向患者和(或)陪护者交代清楚术后注意事项,如术后需有人陪护；术后当天内尽量不骑车、驾车及从事高空或操作重型机器等危险工作，以防意外。嘱患者术后 2 小时进食温和无刺激的软食，忌饮含酒精的饮料，进食不可过饱。

（3）检查后观察患者是否有并发症，住院患者做好交接班观察，门诊患者应交代各种并发症的症状，如有异常应及时就诊。

（4）做了活检的患者（特别是老年人），检查后 2 小时可进水，4 小时后可进食，忌食生、冷、硬和有刺激性的食物，禁止吸烟、饮酒、喝浓茶和浓咖啡，以免诱发创面出血，并注意是否大便发黑，如有，要及时通知医生，针对具体情况，进行处理。

（4）做了无痛胃镜检查的患者，2 小时后才能喝水、如活检者需 4 小时后进食，患者刚苏醒时会有头重脚轻、头晕等症状，最好卧床休息。24 小时内需有人全程陪同，不能饮酒，不能开车，也不能进行高空作业及机械操作。

第四节　纤维肠镜检查怎么做

一、纤维结肠镜是什么？

纤维结肠镜是对直肠、结肠及回肠末段进行检查的内窥镜方法，是目前大肠疾病诊治中最常用、最有效、最可靠的手段。纤维结肠镜检查较 X 线钡灌肠有明显优势。

20 世纪 60 年代纤维结肠镜应用于临床，80 年代开始使用电子结肠镜，近年纤维结肠镜下的内镜治疗日趋先进，并逐步普及。

二、 肠镜检查的适应证

（1）原因不明的下消化道出血、便血。

（2）原因不明的慢性腹泻。

（3）原因不明的腹部肿块，不能排除大肠及回肠末端病变者。

（4）原因不明的中下腹疼痛。

（5）疑有良性或恶性结肠肿瘤，经 X 线检查不能确诊者。

（6）钡剂灌肠或肠系检查发现异常，需进一步明确病变的性质和范围。

（7）结肠癌手术前确定病变范围，结肠癌、息肉术后复查及疗效随访。

（8）结肠有蒂息肉的高频电灼切除。

三、 肠镜检查的禁忌证

（1）严重心肺功能不全者。

（2）可能出现心脑血管意外者。

（3）休克、腹主动脉瘤患者。

（4）急性腹膜炎、结肠穿孔。

（5）极度衰弱不能耐受者。

（6）相对禁忌证：多次手术后腹腔内广泛粘连，严重腹水，慢性盆腔炎，重症溃结等情况。精神病患者或不能配合者可行无痛结肠镜。

四、肠镜检查的术前准备

1. 肠道准备

（1）成败关键：肠道的清洁程度。

（2）清洁灌肠：不能清洁右半结肠。

（3）饮食准备：少渣、低脂饮食及糖水牛奶。

2. 清洁肠道

口服恒康正清：配制方法（每 1 000 ml）取恒康正清盒（内含 ABC 各小包）将盒内各包药粉一并倒入带有刻度的杯（瓶）中，加温开水至 1 000 ml 搅拌，使完全溶解即可服用。服用方法及用量：术前肠道清洁准备用量为 2 000～3 000 ml，首次服用 600 ml，以后每隔 10～15 分钟服用一次，每次 250 ml 直至服完或排出水样清便。如下午肠镜，建议在上午 6 点左右服用恒康正清 3 盒（中餐禁食）。

3. 口服恒康正清注意事项

（1）服药后尽量多走动，轻揉腹部，可加快排泄。

（2）在服用过程中可能会出现腹胀、腹痛及恶心、呕吐等不良反应轻微者适当减慢饮服速度可缓解症状，如果出现腹部绞痛、严重腹胀、肛门无排气、排便等症状，应立即终止服用并及时告知医生。

（3）如果出现头晕、心悸、饥饿等低血糖反应，可咨询医生或进食少量糖水。

五、 肠镜检查术中护理配合

（1）插镜患者换上清洁裤，取左侧屈膝卧位，术者先作肛指检查后，将涂以润滑油的肠镜插入肛门内 10～15 cm，嘱患者取仰卧位。

（2）进镜手法在直视肠腔下进镜，适当交替给气与吸引，调节角度钮与旋转镜身，保持循腔进镜，操作要领是少注气、细找腔，去弯取直、变换角度，运用进进退退，钩拉旋转腹部辅助手法，使镜身顺利循腔推进，尽快到达回盲部，切忌盲目硬插造成穿孔。

（3）退镜观察到达回肠或盲肠后，详细观察，然后慢慢退镜，边观察各段的结肠黏膜，防止退镜时大段肠管滑落而遗漏病变，发现病变详细记录部位及特征，可先摄影，再作活检。退镜前应吸净所注气体，以减轻腹胀。

易于发生弯曲的部位应始终送气不过量。操作不顺利时,多用吸气和退镜

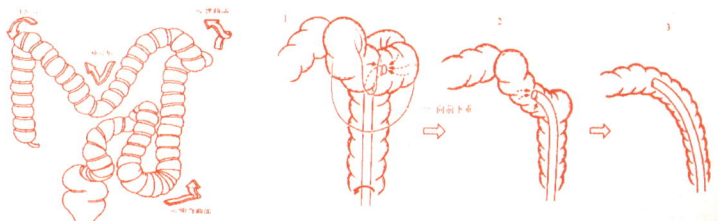

取直镜身

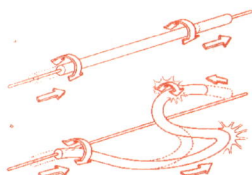

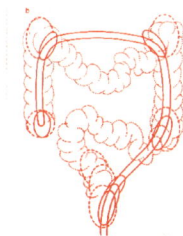

变换体位与手法推压

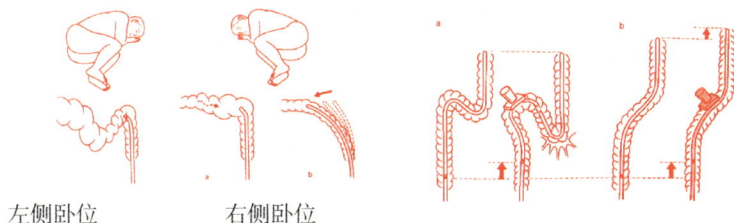

左侧卧位　　　　右侧卧位

六、 肠镜检查的术后并发症

(1)肠穿孔:常见部位乙状结肠。临床表现:剧烈腹痛、腹胀,弥漫性腹膜炎体征,腹平片有膈下游离气体。原因:盲目滑镜和暴力插镜,注气过多,活检过深,内镜下息肉摘

除时。

（2）结肠出血：服抗凝药、有凝血功能障碍；血管病变活检时；息肉电切除时。

（3）肠系膜、浆膜撕裂：较少见。肠襻增大时再用力进镜并过度充气时。

（4）心脑血管意外。

（5）气体爆炸：少见，多发生在治疗时。

（6）感染：极少见。抵抗力低下、活检或切除治疗时，可引起菌血症。

第五节　无痛胃肠镜为何要麻醉

胃肠镜的检查过程中往往伴有恶心、呕吐、腹痛、腹胀等不适。这导致许多患者由于恐惧心理不愿意接受这种检查，在一定程度上阻碍了疾病的早期诊断、早期治疗，致使部分患者延误了最佳诊疗时机。

相较于这种清醒状态下的普通胃肠镜检查，无痛胃肠镜则在麻醉的帮助下消除了患者的焦虑与痛苦，使得诊疗舒适化。

一、麻醉前准备

（1）严格的术前禁食禁饮。

术前禁水将大大减少术中发生反流误吸的风险，所谓的反流误吸，就是胃内的食物残渣反流到口腔随后误吸到肺里，因为胃内容物有高度的酸性，将会严重损伤肺脏，影响呼吸功能，并且不存在有效的治疗痊愈方法。

麻醉前需要禁食 6～8 小时，禁饮至少 2 小时，具体时间参照医生要求。

二、 麻醉的过程

麻醉的过程并不复杂，首先护士在患者手上打一枚留置针，接着麻醉医生就通过这个留置针为患者进行静脉麻醉，很快患者就会进入梦乡，在舒适无痛的环境中接受检查。操作结束后，麻醉医生停止给药，患者便慢慢醒来，再留观约半小时。

三、 麻醉后的注意事项

在麻醉结束后，患者将由亲友陪同，在检查室外休息，并接受观察 30 分钟，如出现过敏、苏醒延迟等不适，及时告知麻醉医生。

在麻醉结束后的 24 小时，因为药物作用尚未清除完全，不得驾驶机动车辆（包括电动车和自行车），从事高空作业，最好不要做精算和逻辑分析的工作。

清醒 2 小时后可以食用温冷、清淡、易消化的流质/半流质，如若出现持续腹痛，请及时就医。

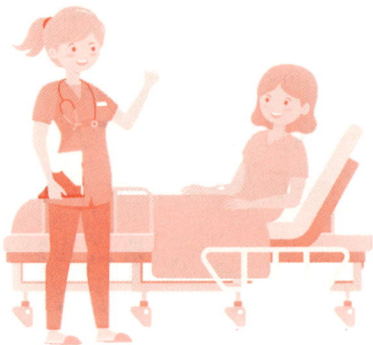

四、 了解麻醉

1. 麻醉需要多久？ 会疼吗？

无痛胃肠镜是用镇静药物（丙泊酚）让患者在数十秒内迅速入睡，在5～10分钟的短暂检查后又很快醒过来，这种药物起效快，代谢速度也很快，因此作用时间短暂，不良反应很小，在保证患者无痛的同时，还有一个显著的优势——能让人做美梦，所以整个无痛胃肠镜的过程将快速又舒适。

2. 要插管子，安全吗？

全麻手术是否要插管，这主要由手术类型来决定。胃肠镜检查的手术刺激较小，在保留自主呼吸的深度镇静下即可完成，因此不需要插管。（备好插管的准备）。抢救工具（在鼻咽通气道、口咽通气道辅助下完成）

随着深度镇静将带来潜在的呼吸抑制，也就是患者睡得太深，忘记了喘气。这就要求麻醉医生根据患者的具体情况,给予个性化麻醉方案,并且对患者进行密切的监护,保证患者的安全。

3. 麻醉会让人变笨吗?

刚经历过全身麻醉的人,昏昏沉沉口齿不清,仿佛变成了大舌头,思维也不如之前矫健,这种现象,我们称为"顺行性遗忘"。这是因为某些麻醉药物作用,患者会在用药后一段时间内,对发生的事情暂时的失去记忆,在药物代谢完毕后,这种症状就会消失。并不会对记忆力产生长远的影响。

无痛胃肠镜用的麻醉药物是丙泊酚,这是一种起效快、代谢快的药物,不会对大脑产生长远的影响。而科学研究也表明,会对长远认知功能造成影响的只有年龄这一因素,而没有证据表明麻醉药物会影响人的认知功能。所以麻醉会让人变笨,是没有科学依据的谣言。

第六节　什么是大肠癌

一、肠癌的危险因素

1. 饮食

(1)高脂肪、高蛋白、高浓度胆汁酸。

(2)熏制食物。

（3）精细加工食品。

2. 生活习惯

（1）缺乏运动。

（2）吸烟。

（3）饮酒。

（4）睡眠不足。

3. 遗传易感性

家族性肠息肉病,该病系显性遗传,息肉数＞100 个,发病 15 年以后开始恶变,若不治疗,30 岁时约一半会发生癌变,癌变率高达 100％。

4. 遗传性非息肉病性结肠癌

（1）常染色体显性遗传综合征。

（2）家族中至少 3 人确诊结肠癌（其中 1 人为其他 2 人的直系亲属）。

（3）连续累及两代人。

（4）至少 1 人大肠癌发病小于 50 岁。

（5）排除家族性腺瘤性息肉病。

5. 癌前病变

（1）结直肠腺瘤。

（2）溃疡性结肠炎。

（3）结肠血吸虫性肉芽肿。

二、 大肠癌患者的表现

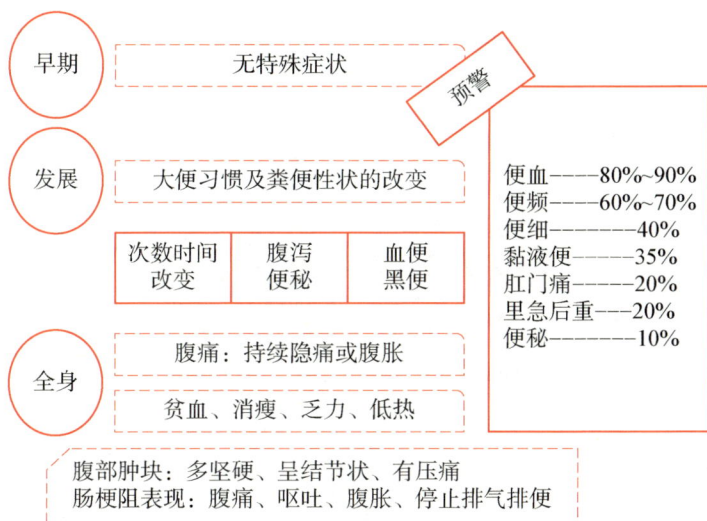

早期 —— 无特殊症状

预警

发展 —— 大便习惯及粪便性状的改变

次数时间改变	腹泻便秘	血便黑便

便血———80%~90%
便频———60%~70%
便细————40%
黏液便———35%
肛门痛————20%
里急后重———20%
便秘————10%

全身 —— 腹痛：持续隐痛或腹胀

贫血、消瘦、乏力、低热

腹部肿块：多坚硬、呈结节状、有压痛
肠梗阻表现：腹痛、呕吐、腹胀、停止排气排便

三、 大肠癌的治疗

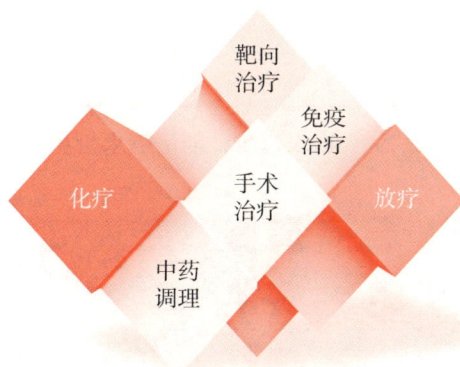

靶向治疗
免疫治疗
化疗
手术治疗
放疗
中药调理

①治疗原则：以手术切除为主的综合治疗
②手术目的：根治+保存功能+提高生活质量

四、 大肠癌的手术方式

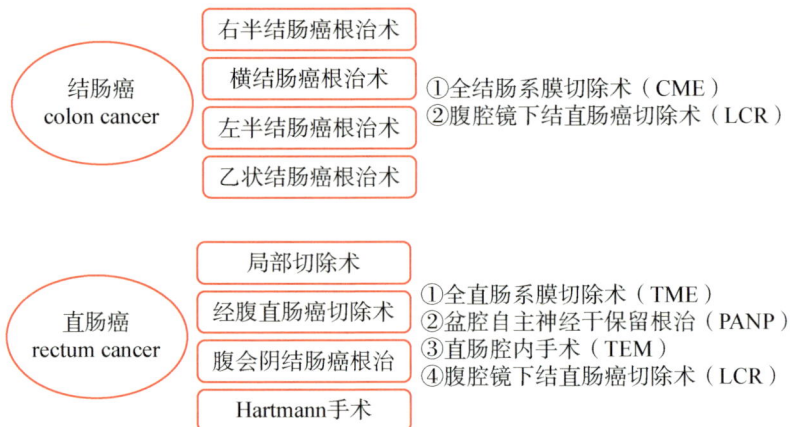

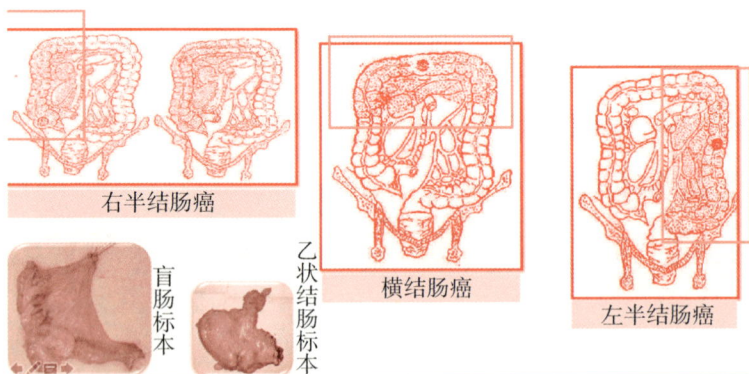

结肠癌
colon cancer
- 右半结肠癌根治术
- 横结肠癌根治术
- 左半结肠癌根治术
- 乙状结肠癌根治术

①全结肠系膜切除术（CME）
②腹腔镜下结直肠癌切除术（LCR）

直肠癌
rectum cancer
- 局部切除术
- 经腹直肠癌切除术
- 腹会阴结肠癌根治
- Hartmann手术

①全直肠系膜切除术（TME）
②盆腔自主神经干保留根治（PANP）
③直肠腔内手术（TEM）
④腹腔镜下结直肠癌切除术（LCR）

右半结肠癌

盲肠标本

乙状结肠标本

横结肠癌

左半结肠癌

结直肠癌腹腔镜手术发展史："洞"越来越少，创伤越来越小

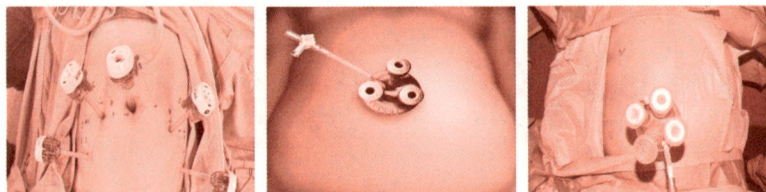

怎么破？

✓ 早期诊断

✓ 病因预防是关键

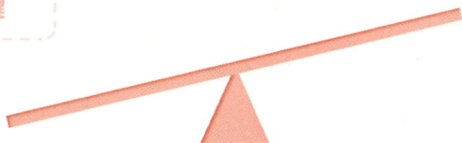

我国结直肠癌根治性切除术后的5年生存率**不足50%**，远低于发达国家水平

● 早期诊断率低
● 预防宣教未普及

第七节 认识乙肝，科学防治

一、肝病原因

（1）病毒性肝炎：甲、乙、丙、丁、戊。

（2）酒精性肝炎：男性饮酒超过 40 克/日，女性超过 20 克/日。

（3）非酒精性脂肪肝。

（4）药物、工业毒物：结核药、甲亢、中药等。

（5）免疫性肝病。

（6）寄生虫：血吸虫、肝吸虫等。

（7）淤血性肝病（循环障碍）。

（8）胆汁淤积症。

（9）代谢异常与遗传。

二、 怎么理解乙肝的传染性？

1. "丙氨酸氨基转移酶（ALT）升高" 会传染吗？

肝细胞可能有炎症或受到了损伤，与是否有"传染性"没有必然联系，需进一步查明原因（是什么原因导致肝损伤）。

2. 乙肝病毒感染渠道

以下途径可能会传染乙肝病毒　　　　以下途径不会传染乙肝病毒

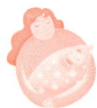　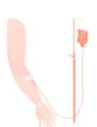　　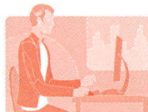　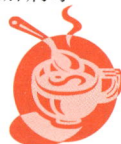

母婴传播　　　输血等血液传播　　　办公室共用电脑　　一起吃饭

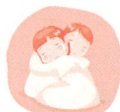　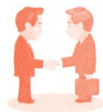

文身、共用注射器等　　性接触　　　　　拥抱　　　　　握手

（1）感染不一定致病（感染 60％）。

（2）致病有急性与慢性之分。

（3）疫苗绝对有效。

3. 乙肝感染分类

（1）急性感染：感染乙肝病毒后，在 6 个月内将其清除。

（2）慢性感染：感染乙肝病毒，6 个月后仍未将其清除。

感染时的年龄是影响慢性化的最主要原因，而免疫力的强弱是关键原因。肝硬化、肝癌是慢性感染严峻的结局。每个感染者都应努力阻止或者延缓这一结局的来临。

4. 乙肝母亲可以哺乳吗

母婴传播是我国乙肝病毒传播的重要渠道,母亲将乙肝病毒传给子代,主要发生在 3 个时期。

(1)产前(宫内感染)。

(2)产时(分娩时),此渠道是母婴传播最主要的途径,胎儿通过母亲的产道,吞咽含有乙肝表面抗原的母血、羊水、阴道分泌物等,引起感染。

(3)产后(亲密接触和哺乳)。

医学的发展已经较好地解决了母婴传播的问题,不必过分焦虑。进行了规范免疫预防的婴儿,不管是否接受母乳喂养,其乙肝表面抗原(HBsAg)阳性率没有区别。

三、乙肝的治疗

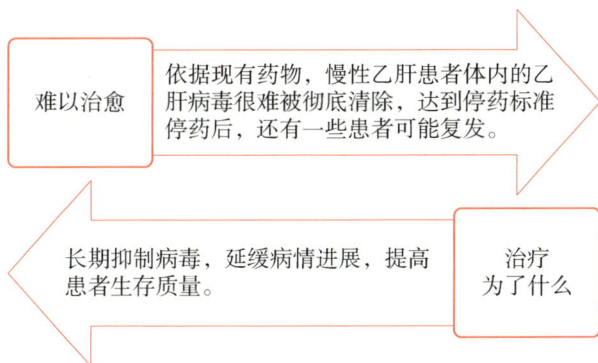

难以治愈 → 依据现有药物,慢性乙肝患者体内的乙肝病毒很难被彻底清除,达到停药标准停药后,还有一些患者可能复发。

长期抑制病毒,延缓病情进展,提高患者生存质量。 ← 治疗为了什么

1. 停药指征

（1）E 抗原（HBeAg）血清转换。

（2）表面抗原（HBsAg）消失或转换。

2. 停药后随访不能停

（1）防复发检查。

停药后半年内，至少每 2 个月监测 1 次 ALT、天冬氨酸氨基转移酶（AST）、血清胆红素（必要时），HBV 血清学标志和 HBV DNA，以后每 3～6 个月检测 1 次，至少随访 12 个月。

持续 ALT 正常且 HBV DNA 阴性者，建议至少每 6 个月进行 HBV DNA、ALT 检查。

（2）防癌检查。

对于慢性乙型肝炎、肝硬化患者，尤其年龄超过 40 岁，男性，嗜酒，肝功能不全或已有 AFP 增高的患者，应每 3～6 个月检测甲胎蛋白（AFP）和腹部 B 超（必要时做 CT 或 MRI 检查）。

（3）长期效益证明。

长期的抗病毒治疗最大的效益就是改善肝脏的组织学形状，通过一些检查来证明。

第八节　胆道疾病

一、胆道系统解剖概要

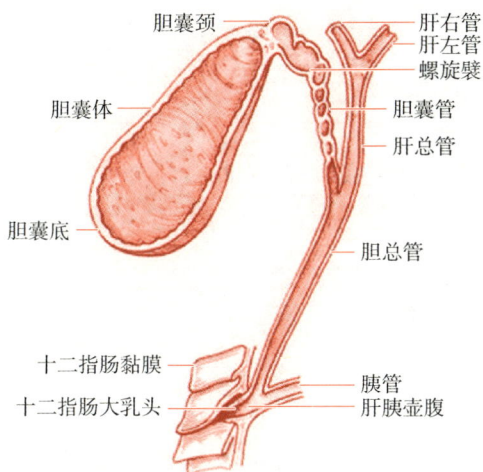

1. 胆道系统

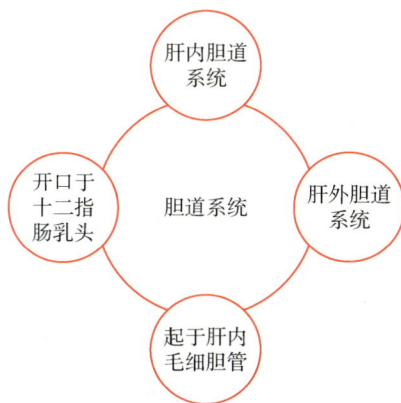

2. 胆囊

位于肝脏脏面胆囊窝内

呈梨形，容积40～60 ml

分为底、体、颈三部分

Hartmann袋：颈上部呈囊性膨大（胆囊结石嵌顿部位）

由胆囊颈延伸形成

由肝总管、胆囊管与肝脏下缘构成胆囊三角，为手术时易误伤的部位

与肝总管汇合

3. 胆总管

（1）长 7～9 cm，直径 0.6～0.8 cm。胆总管分为 4 段，胆总管与主胰管汇合成共同通道—膨大成乏特壶腹［周围有奥迪（Oddi）括约肌］，开口于十二指肠乳头。

二、胆道系统生理功能

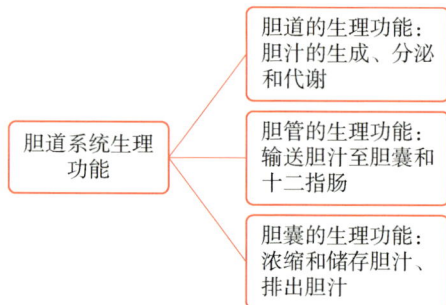

胆道系统生理功能
- 胆道的生理功能：胆汁的生成、分泌和代谢
- 胆管的生理功能：输送胆汁至胆囊和十二指肠
- 胆囊的生理功能：浓缩和储存胆汁、排出胆汁

三、 胆道疾病的检查

（1）胆道疾病首选 B 型超声检查。

（2）检查前空腹 8 小时以上，晚餐清淡饮食。

（3）检查时间安排。

① 在钡餐造影和内镜检查之前。

② 检查时多取仰卧位。

四、 胆结石

1. 胆结石分类

（1）胆固醇结石。80％发生于胆囊呈黄色、白黄或淡灰黄色，质硬，多面体、圆形或椭圆形，剖面呈放射性条纹状。

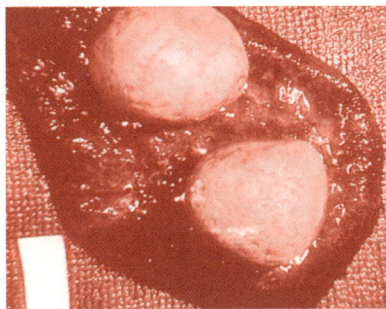

（2）胆色素结石。75％发生于胆管呈棕黑色、棕褐色质松软，表面光滑，粒状或长条状，剖面呈层状，可有或无核心。

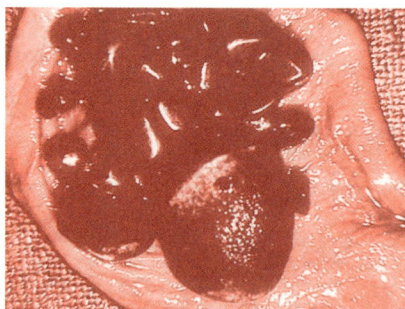

（3）混合性结石。胆红素、胆固醇、钙盐等混合组成，呈现不同的形状和颜色剖面呈层状或中心呈放射状而外周呈层状。

2. 胆结石的成因

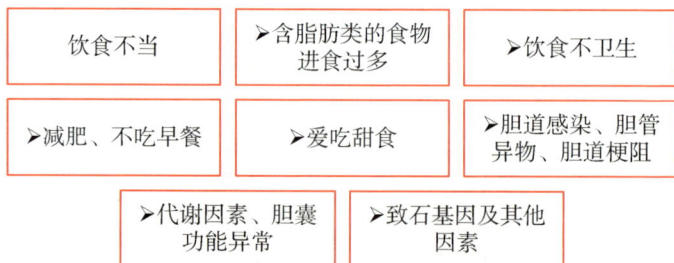

饮食不当	➤含脂肪类的食物进食过多	➤饮食不卫生
➤减肥、不吃早餐	➤爱吃甜食	➤胆道感染、胆管异物、胆道梗阻
➤代谢因素、胆囊功能异常	➤致石基因及其他因素	

多因素综合作用结果

五、 胆囊炎

1. 病因

（1）感染。

（2）多因素相互作用。

（3）梗阻：结石/先天性解剖畸形。

2. 临床表现

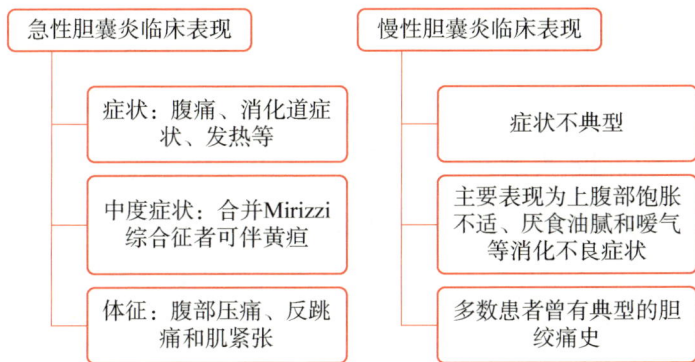

3. 治疗原则

以手术治疗为主：手术时机和手术方式取决于患者的病情。

（1）急诊手术时机：发病 48～72 小时以内，经非手术治疗无效且病情持续加重者，合并严重并发症者。

（2）手术方式：胆囊切除术＋胆囊造口术。

4. 健康小知识

（1）多吃富含粗纤维、维生素 A 含量高的食物。

（2）溶结石食物：青菜、菠菜、笋、洋葱、番茄、四季豆、玉米、青椒、南瓜、胡萝卜、莲藕、黑木耳、核桃及生姜等。

（3）防胆汁淤积食物：粗纤维的食物可以刺激肠蠕动、刺激胆汁流入肠腔，防止胆汁淤积。富含维生素 A 的食物，既能防止胆囊上皮细胞脱落形成结石,又能帮助消化吸收脂肪,建议患者经常食用玉米、乳制品、鱼类、西红柿及胡萝卜等。

(4)误区纠偏:有胆结石,其实可以吃鸡蛋。

① 少量多餐。避免油炸、生冷、辛辣等刺激性食物。

② 不要一次进食过多高脂肪、高胆固醇类食物,如肥肉、动物脂肪、蟹黄蟹膏。

③ 大多数软体动物如墨鱼、螺蛳、蚌肉等,容易诱发胆绞痛。

第九节　肛周良性疾病

一、痔

痔是肛垫病理性肥大、移位及肛周皮下血管丛血流淤滞形成的局部团块。

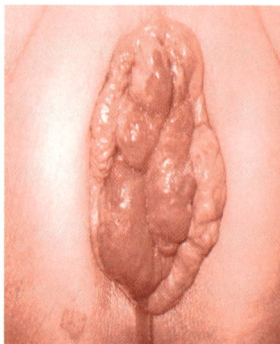

（1）外痔：齿状线远侧皮下静脉丛的病理改变或血栓形成。

（2）内痔：肛垫的支持结构，静脉丛及动静脉吻合支发生病理改变或移位。

（3）混合痔：内痔通过丰富的静脉丛吻合支和相应部位的外痔相互融合。

l. 内痔的分期

（1）Ⅰ度：便时带血，无痔脱出。

（2）Ⅱ度：常有便血，便时痔核脱出，便后自行还纳。

（3）Ⅲ度：偶有便血，便时痔核脱出，便后需手回纳。

（4）Ⅳ度：偶有便血，痔脱出不能还纳或还纳后再脱出。

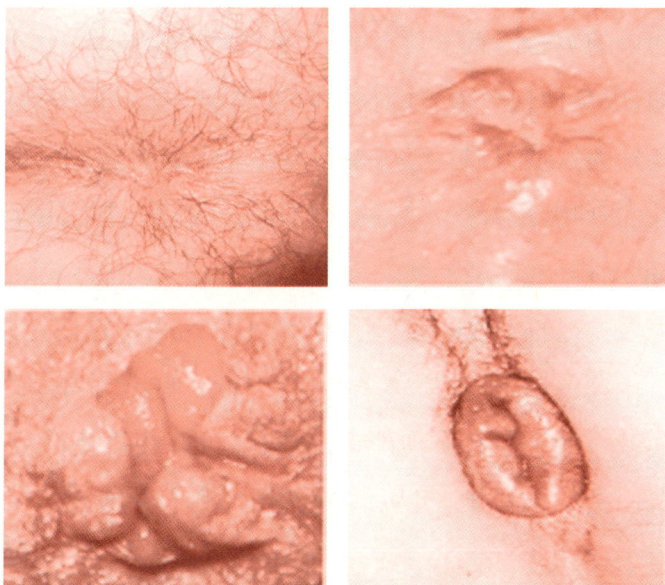

2. 痔的预防

体育锻炼	预防便秘	养成定时排便的习惯	保持肛门周围清洁
注意下身保暖	避免久坐久立	注意孕产期保健	常做提肛运动
	自我按摩	及时用药	

3. 痔的家庭护理

痔疮是一种隐蔽的顽疾，主要由于患者饮食卫生习惯不良、久坐缺乏运动、排便习惯不良等习惯造成。手术是较为有效的除病方法，但如果加以注意，复发概率很大。

手术后活动要注意：一般在手术后1周之内尽量不要做过多的运动，最好躺在床上静养，可以减少伤口摩擦感染而加长伤口的愈合时间。在手术3个月之后不要做过于激烈的活动，以免使快要愈合的伤口再次破裂。

良好的饮食习惯：痔疮手术后患者不能吃辛辣、油腻等刺激性的食物，最好连干燥的食物也不要吃。日常饮食以清淡、有助于排便的食物为主，多吃水果和蔬菜，多喝水等。

大便的通畅：做过痔疮手术24小时后方可排便，因为术后过早排便的话，很容易感染伤口，引起一些并发症，增加患者的痛苦。如果患者出现严重的便秘，可以在排便前温水坐浴使肛门括约肌松弛，可以缓冲粪便对肛门的刺激，减轻患者的疼痛症状。

二、 肛门直肠周围脓肿

由肛腺感染化脓蔓延到肛管直肠周围间隙形成的脓肿。

1. 临床特点

多数起病急骤、疼痛剧烈,伴有恶寒发热。

2. 治疗原则

脓脓成及早切开排脓,除小儿外,尽量进行一次性根治术。

3. 预防

（1）积极锻炼身体,增强体质,增进血液循环,加强局部的抗病能力,预防感染。

（2）避免久坐湿地,以免肛门部受凉受湿,引起感染。

（3）防治便秘和腹泻,对预防肛周脓肿与肛瘘形成有重要意义。

（4）一旦发生肛门直肠周围脓肿,应早期医治,以防其蔓延、扩散。

（5）保持肛门清洁,勤换内裤,便后清洁肛门。

（6）积极防治其他肛门疾病,如肛隐窝炎和肛乳头炎,以避免肛周脓肿和肛瘘发生。

（7）不及时治疗可引起以肛周脓肿为临床表现的其他疾病,如溃疡性大肠炎。

（8）合理调配饮食。纠正便秘改善胃肠功能,也可以养成定时排便的习惯。日常饮食中可多选用蔬菜、水果、豆类等含维生素和纤维素较多的饮食，含少辛辣刺激性的食物，如辣椒、芥末及姜等。

4. 家庭护理

（1）保持肛门清洁，可用洗液坐浴，排便过后或者更换敷料前用洗液坐浴，目的是防止感染的发生。

（2）防止伤口受压，睡觉尽量取俯卧位。密切注意内出血的发生，因为术后创面容易渗血或因为结扎线脱落造成出血。注意在咳嗽或者打喷嚏的时候不要用力。

（3）在排便的时候密切注意是否有排便困难，如果有排便困难应该及时请医生处理。注意有没有大便变细或者大便失禁等现象。每次排便后，记得用温水将肛门清洗干净。

（4）多食果蔬，矫正便秘。多吃燕麦、糙米等富含膳食纤维的食物，在餐桌上适当多吃萝卜、莴笋、黄瓜、生菜、白菜心等可以使痔疮的状况得到改善。

三、肛瘘

为肛门周围的肉芽肿性管道，由内口、肛管和外口三部分组成，是常见的直肠肛管疾病之一，多见于青壮年男性。

1. 分类

（1）根据瘘口与瘘管的数目分类。

① 单纯性肛瘘：只存在单一瘘管。

② 复杂性肛瘘：存在多个瘘口和瘘管，甚至有分支。

（2）根据瘘管所在的位置分类。

① 低位肛瘘：瘘管位于外括约肌深部以下。

② 高位肛瘘：瘘管位于外括约肌深部以上。

2. 临床表现

（1）症状。当外口因假性愈合而暂时封闭时，形成脓肿，出现局部或全身感染等相应症状；当脓肿破溃后脓液排出，则症状减轻。上述症状反复发生是肛瘘的特点。

（2）体征。肛门周围可见一个或数个外口，排出少量脓性、血性或黏性分泌物，部分患者可发生湿疹。

3. 处理原则

（1）手术切除：原则是切开瘘管，敞开创面，促进愈合。

（2）手术方法包括肛瘘切开术，肛瘘切除术，挂线疗法。

4. 术后家庭护理

（1）饮食：患者宜进食富有营养的流质食物，应根据伤口及大便情况进食。有的患者由于害怕大便时伤口疼痛而数日不进食物，以致出现低血糖反应。应鼓励患者进食，以利于伤口恢复。

（2）养成良好的排便习惯，保持大便通畅。向患者解释术后排便的意义，在有便意时应及时排便；可口服缓泻剂，必要时应用止痛剂以缓解疼痛。

（3）肛周皮肤的护理。

① 保持肛周皮肤清洁、干燥：嘱患者局部皮肤瘙痒时不

可用指甲抓,避免皮肤损伤和感染。

②温水坐浴:术后第2天开始,每日早晚及便后用洗液坐浴,浴后擦干局部涂以抗生素软膏。

④挂线后护理:嘱患者每5～7天至门诊收紧药线,直到药线脱落。脱线后局部可涂生肌散或抗生素软膏,以促进伤口愈合。

(3)术后并发症的预防与护理。

①定期行直肠指诊,以及时观察伤口愈合情况。

②为防止肛门狭窄,术后5～10日内可用。

③食指扩肛,每日一次。

④肛门括约肌松弛者,术后3日起可进行提肛运动。

四、肛裂

肛管皮肤呈纵形全层裂开并形成慢性溃疡,好发于肛管前后方,肛门周期性疼痛出血、便秘。

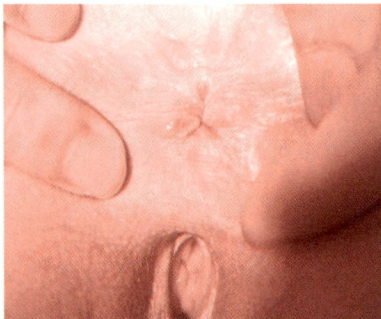

1. 分类

（1）急性（新鲜）肛裂：病程短，裂口新鲜，底浅，边缘整齐，无溃疡形成。

（2）慢性（陈旧性）肛裂：病程长，反复发作，有梭形溃疡形成，边缘厚、硬。裂口上端常有肛窦炎、肛乳头增生，下端有裂痔或潜行瘘管。

2. 临床表现

（1）周期性疼痛、出血、便秘。

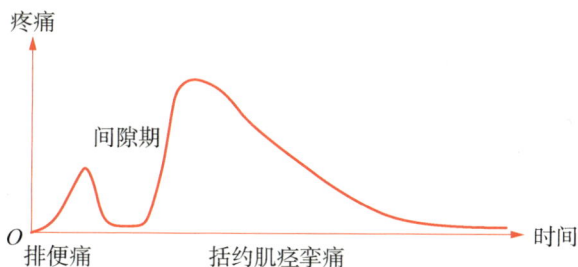

（2）体征：肛门紧缩，肛管皮肤有纵型溃疡，慢性溃疡常伴有肥大肛乳头、"哨兵痔"（肛裂"三联征"）。

3. 治疗

（1）外治法：坐浴、敷药、烧灼、局部封闭。

（2）手术疗法：扩肛法、切开疗法、肛裂侧切术、纵切横缝法。

4. 家庭护理

（1）休息：避免剧烈活动，勿久坐。

（2）饮食：戒酒及辛辣食物，多饮水，膳食搭配合理，定时定量进食。

（3）排便：养成良好的排便习惯，避免大便干结或腹泻。

（4）防止感染：口服抗炎药，洗液坐浴。

（5）复查：做好定期复查，告知患者术后瘢痕的恢复一般需要 3～6 个月的时间。

5. 预防

（1）注意起居饮食，不可过劳，不可酗酒，少食辛辣刺激食物。

（2）防止大便干燥，排便时不宜使劲过大，以免撕裂肛管皮肤。

第六章　关爱你的泌尿系统

第一节　肾脏疾病的早期信号

一、肾脏的特点与早期肾病之间关系

人体两颗肾脏代偿功能强大，早期肾脏损伤往往被正常肾单位代偿。

慢性肾病的初期，往往无明显症状，因此容易被忽视，很难发现。

不少患者等到身体非常不舒服，才会到医院去看病，结果发现肾脏病已经很重了，甚至有生命危险，需要马上做透析治疗。因此，出现早期信号时必须非常警惕。

二、肾脏疾病的十大早期信号

1. 乏力

肾功能不好时，很多废物难以从尿里排泄出去，会出现精神

不振、疲劳、乏力等"没劲儿"的感觉。肾脏有病,蛋白质等营养物质从肾脏漏出,通过尿液排出体外,也会有"没劲儿"的表现。有些患者会以为是过于劳累,或是其他原因,而忽视了肾脏问题。

2. 食欲不振

不想吃饭、厌食,甚至恶心、呕吐,也是肾脏病的常见症状。有些患者总是先去消化科或者肝病科就诊,一看没胃病和肝病,就搁置不管了,忘了看肾病医生,结果耽误了病情。

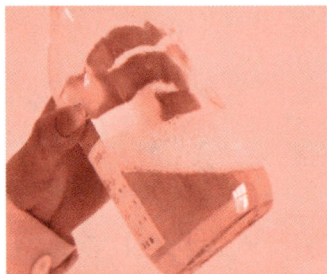

3. 小便有泡沫

尿里有泡沫的原因有很多,肾病也会引发这一现象。如果蛋白质从肾脏漏到了尿里,尿就会出现许多泡沫。

4. 排尿量不正常

健康的人每天排尿次数为 4～6 次,尿量 800～2 000 毫升,如果排尿次数和尿量过多或过少,就要注意了。

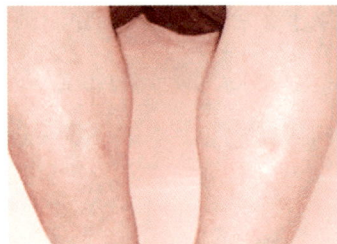

5. 水肿

眼睑、脸部、小腿等部位出现轻微的水肿,就要怀疑是不是肾脏有了问题。

6. 腰酸背痛

7. 蛋白尿和镜下/肉眼血尿

尿里有蛋白或者血尿,是肾脏有病的重要指征,尿常规就可以查出。

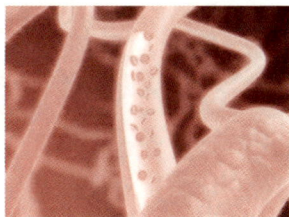

但有时非肾病专业的医生会忽视这一点，建议最好找肾病专业的医师咨询。

8. 贫血

肾脏除了有排泄废物等功能外，还有内分泌功能，能够分泌促红细胞生成素，因此贫血也是肾功能损害的一大信号。

9. 高血压

高血压可以引起高血压肾病，也叫高血压肾损害，所以高血压患者要多加注意。当然，肾脏病也会导致高血压。

10. 痛风、高尿酸血症

痛风、高尿酸血症都是血液中尿酸过多造成的，血液尿酸高的人，尿酸会沉积在肾脏里，使肾功能受损。

第二节　肾病综合征如何饮食

一、肾病综合征的诊断

肾病综合征临床表现如下：

大量蛋白尿 （尿蛋白大于 3.5 g/d）	低蛋白血症 （血浆白蛋白 小于30 g/L）
高度水肿	高脂血症

前两项为诊断的必需条件

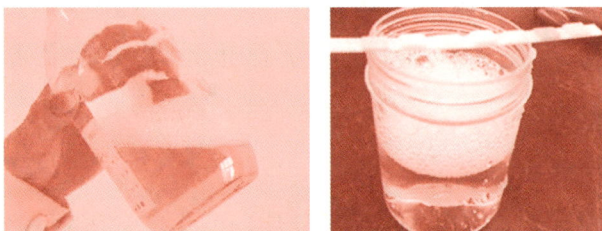

尿蛋白

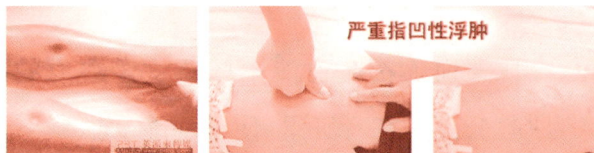

水肿

二、 合理饮食

1. 蛋白质

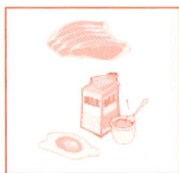 > 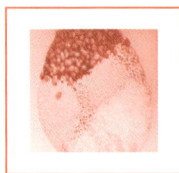 >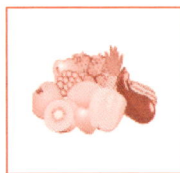

动物蛋白质　　　　　植物蛋白质　　　　　蔬菜和水果

动物性蛋白质 = 优质蛋白质

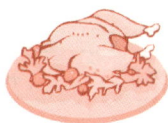

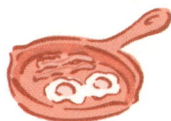

蛋白质的摄入是关键

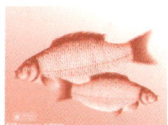

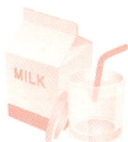

正常量每天0.8~1.0 g/kg

2. 热量

建议每天摄取热量 30～35 kcal/(kg · d)(1 kcal = 4.18 kJ)。

3. 低盐

每天不超过 3 克盐。

4. 饮食小知识

（1）正常量优质蛋白质。

（2）保证足够热量。

（3）低盐饮食,以清淡,易消化为主。

（4）补充维生素和微量元素。

三、什么是标准体重

1. 标准体重(千克) = 身高(厘米) - 105

标准体重±10%	理想
超过标准体重 20%	肥胖
低于标准体重 20%	消瘦

2. 每天需要多少热量(千卡/千克)

劳动强度	消瘦	理想	肥胖
重体力劳动	45	40	35
中等体力劳动	40	35	30
轻体力劳动	35	30	25

例：50 千克的轻体力劳动者,一天约需多少热量？

理想体重情况下,$30 \times 50 = 1\,500$ 千卡。

3. 钠过多有什么危害？

(1) 造成高血压。

(2) 加重心脏负担。

4. 钠从哪里来？

(1) 调料：食盐、味精、鸡精、酱油、蚝油。

(2) 食物：盐腌制品、罐头食品、话梅、瓜子等零食。

5. 科学饮水有方法

蔬菜含水量90%

酸奶冰激凌含水量80%

米饭、土豆含水量70%

馒头含水量80%

（1）技巧一：固定水杯。

根据医嘱确定每天摄入的水分，然后大致减去饮食中食物的含水量，确定自己一天能喝多少水。

根据自己能喝的水量，每天将定量的水盛放在固定的容器，并用固定的水杯饮用，适量分时段饮用。

（2）技巧二：少吃零食多做事

吃过零食之后容易感觉口渴，总喜欢喝水，因此患者应该少吃零食。

第三节　尿路感染

一、尿路感染的定义

细菌直接侵袭尿路引起的非特异性感染，是最常见的泌尿系疾病之一，也是成年人最常见的感染性疾病之一。

二、尿路感染的分类

（1）上尿路感染：主要是肾盂肾炎。

（2）下尿路感染：主要是膀胱炎。

三、尿路感染的特点

（1）性别：发病率女性多于男性，约为 10 ：1。

（2）好发年龄：育龄妇女、老年、婴幼儿。

（3）分类：急性，慢性；复杂性，非复杂性；细菌性，真菌性（极少见）。

四、尿路感染的表现

全身感染症状，表现为寒战、发热，可伴恶心、呕吐，体温多在 38～39℃，甚至可达 40℃，伴或不伴腰痛、尿路刺激症状。约 30％的患者合并膀胱炎，可有排尿困难。体检可以发现肋脊角或季肋点压痛和肾区叩击痛。

五、尿路感染的治疗

（1）一般治疗：卧床休息，多饮水，勤排尿，加强营养。

（2）药物治疗：选用抗生素，常用的有诺氟沙星、环丙沙星、氧氟沙星、头孢曲松钠等，疗程 10～14 天。

（3）调整尿液酸碱度：口服碳酸氢钠碱化尿液。

六、尿路感染的护理措施

1. 尿路刺激征的护理

◇多饮水，每日饮水量在3 000 ml以上。

◇遵医嘱使用抗生素。

◇指导患者注意个人卫生，保持外阴清洁干燥。

◇留取清洁中段尿培养和药敏试验。

2. 肾区疼痛的护理

（1）卧床休息，采用屈膝位。

（2）尽量不要站立或坐立。

3. 照护

（1）尿频、尿急、尿痛的程度、体温及尿液变化。

（2）有无肾区疼痛。

4. 尿标本的留取

（1）在应用抗生素之前或停药 5 天后留取尿标本。

（2）宜取清晨第一次尿中段，在 1 小时内做尿细菌培养。

（3）留取尿液时应严格无菌操作，先充分清洗外阴，消毒尿道口，不可将粪便或其他分泌物混于尿标本中。

（4）成年女性应避免将月经与白带混入尿内。

七、 尿路感染的健康教育

（1）指导患者注意个人卫生，每天清洗外阴部，不穿紧身裤，局部有炎症时要及时诊治。

（2）坚持适量饮水，预防尿路感染，即饮水 $>3\,000\,ml/d$，保持尿量在 $2\,000\sim2\,500\,ml/d$，每 $2\sim3$ 小时排尿一次。

（3）避免过度劳累，多饮水、少憋尿是简单有效的预防措施。

（4）女性患者要注意外阴及尿道口的清洁卫生，勤换内衣，特别是在月经期、妊娠期或机体抵抗力下降时要注意经期、孕期卫生。性生活后及时排尿，并预防性服用抗生素。女性患者禁止盆浴，以免浴水逆流入膀胱，引起感染。急性期治愈后，一年以内应注意避孕。

（5）嘱咐患者遵医嘱服药，保持疗效，定期门诊复查，预防复发。

（6）饮食需高热量、高维生素、半流质或容易消化的普通饮食。

（7）锻炼身体增强体质，提高机体对疾病的抵抗能力。注意休息，避免劳累和便秘。

第四节　尿失禁

一、尿失禁定义

尿失禁是一种女性常见疾病，在国内外都有着很高的发病率，不仅给广大女性造成生理上的损害，更重要的是对人们的心理、社会活动造成了很大的影响。

二、 尿失禁分类

（1）压力性尿失禁。

（2）急迫性尿失禁。

（3）混合性尿失禁。

（4）充盈性尿失禁。

三、 压力性尿失禁

压力性尿失禁指喷嚏、咳嗽或运动等腹压增高时出现不自主的尿液自尿道外口漏出，是最常见的一种类型。

20 岁以上女性各型尿失禁患病率为 30.24%～30.56%，其中压力性尿失禁占 61.2%。

1. 为什么女性易得压力性尿失禁

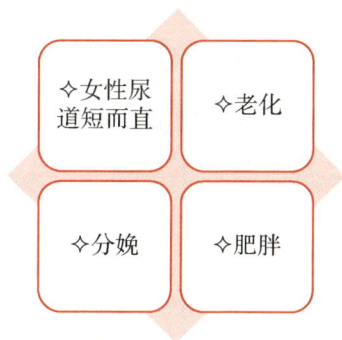

肥胖可增加腹内压，从而使膀胱内压增加，产生压力性尿失禁和紧迫性尿失禁。尿失禁妇女的体重指数（BMI）

值高于非尿失禁妇女,尿失禁可能与肥胖有关,体重对尿失禁有一定的影响。体重减轻可降低膀胱和盆底肌肉张力,从而使尿失禁得到控制,超重和肥胖的尿失禁患者通过控制体重可以缓解尿失禁症状,对尿失禁产生有益的影响。

研究还表明糖尿病与尿失禁的发生相关。肥胖、女性、年龄≥50岁、有尿失禁家族史的1型糖尿病患者更易发生尿失禁。糖尿病患者由于长期处于高血糖状态,存在血黏度异常及微循环障碍,神经营养血管通透性改变,神经轴索因血运障碍而呈节段性脱髓鞘改变,伴逼尿肌和尿道括约肌痹,出现尿潴留和尿失禁。

2. 压力性尿失禁有何危害

(1)漏尿、湿疹、异味、皮肤感染、压疮、睡眠质量下降及泌尿系统炎症。

(2)存在焦虑、罪恶感、发怒、害羞或敌意等心理问题。

(3)此外,患者不得不经常更换衣物,进一步增加了生活的不便,也给患者带了很大的经济负担。

3. 压力性尿失禁临床分度

Ⅰ度	Ⅱ度
咳嗽、笑、喷嚏时发生漏尿	行走、上楼梯时发生漏尿

Ⅲ度
站立或卧位时均有尿失禁

4. 压力性尿失禁治疗

（1）盆底肌训练。

适用于轻-中度尿失禁
轻度子宫、膀胱、直肠脱垂
术前后的辅助治疗
产后盆底康复
改善性生活质量

无副作用及并发症

① 找到盆底肌：排便/尿期间不断停止和开始排尿，控制这种活动的肌肉便是您要锻炼的肌肉。

② 训练肌肉："3 个 3"。收缩盆底肌 3 秒，然后放松 3 秒，每天30 分钟。

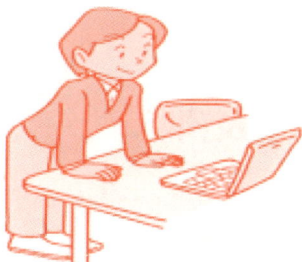

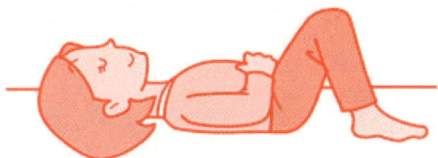

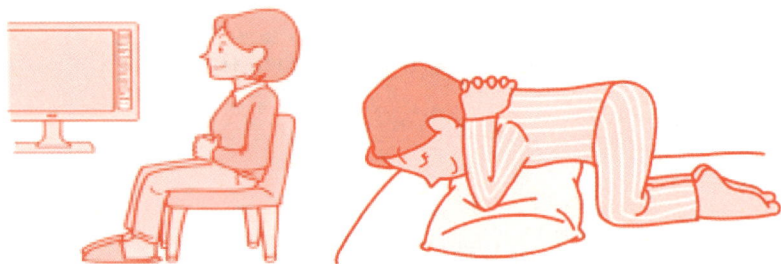

（2）盆底生物反馈检测与治疗：纳入医保支付。

（3）药物治疗：常与盆底肌训练联合治疗。

（4）微创治疗：常与盆底肌训练联合治疗。

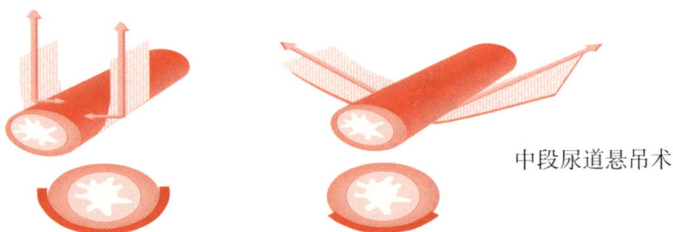

中段尿道悬吊术

无年龄限制，缝1~2针，住院3天，创伤小，效果佳

第五节　泌尿系统结石及预防

一、泌尿系统结石的定义

泌尿系统结石简称尿石症，是指在泌尿系统内因尿液浓缩沉淀形成颗粒或成块样聚集物，好发于青壮年，近年来发

病率量上升趋势。

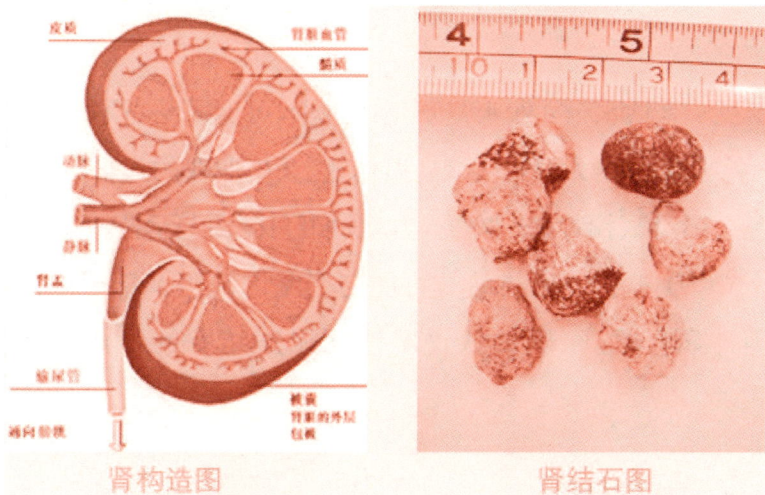

肾构造图　　　　　肾结石图

二、结石的成因

（1）营养：如高盐、高钙、高糖、高蛋白饮食，蔬菜和食物纤维摄入过少等。

（2）代谢：如胱氨酸尿症、草酸或钙-磷代谢异常、高尿酸等。

（3）药物：如维生素D中毒、皮质类固醇、阿司匹林、磺胺类药物等。

（4）某些疾病：如甲状旁腺功能亢进、痛风、海绵肾、尿路异物、前列腺增生症、尿路梗阻和感染、恶性肿瘤等。

（5）先天性畸形及解剖异常：如蹄铁肾、重复肾、肾下垂、肾盂输尿管连接处梗阻、输尿管囊肿、尿道狭窄等。

（6）气候：地处热带或亚热带，气候湿热干旱，结石发病率高。

（7）饮水量：饮水量不足或过少，可促进结石的产生。

（8）特定人群：从事高温作业、久坐职业的人群，从事有色金属（铅、铜等）作业的人群，长期卧床、骨折后患者等。

（9）遗传：尿路结石可能与多基因缺陷及部分缺陷基因外显有关，家庭的饮食习惯同尿路结石的形成也密切相关。

三、结石的分类

（1）原发性结石：原因不明、机制不清的尿结石称为原发性尿石。

（2）代谢性尿石：这类结石最为多见，是由于体内或肾泌尿系结石内代谢紊乱而引起，如甲状腺功能亢进、特发性尿钙症引起尿钙增高、痛风的尿酸排泄增加、肾小管酸中毒时磷酸盐大量增加等。

（3）继发性或感染性结石：主要为泌尿系统的细菌感染，特别是能分解尿素的细菌和变形杆菌可将尿素分解为游离氨，使尿液碱化，促使磷酸盐、碳酸盐以菌团或脓块为核心而形成结石。

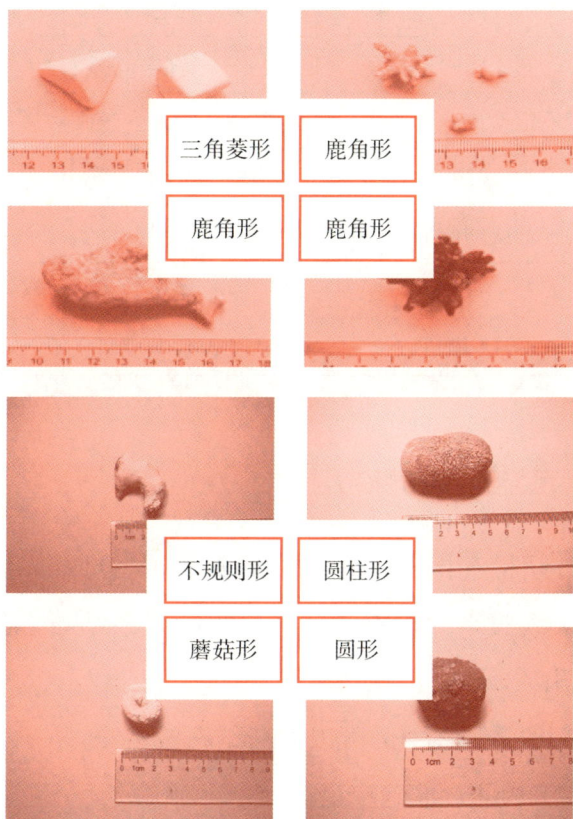

三角菱形　鹿角形
鹿角形　鹿角形

不规则形　圆柱形
蘑菇形　圆形

四、结石的成分

（1）尿结石的成分主要有 6 种，按占比例高低为草酸盐、磷酸直、尿酸盐、碳酸盐、胱氨酸。

（2）多数结石混合两种或两种以上成分。

尿结石名称	外形	表面	颜色	硬度	X线显影度
草酸钙	圆或卵圆形	粗糙	深褐	坚硬	（＋＋＋）
磷酸盐	不定形或鹿角形	颗粒状	微黄	较硬	（＋＋＋）
碳酸盐	成块	光滑或稍粗糙	灰白	脆	（＋＋＋）
尿酸盐	圆或卵圆形	光滑或粗糙	黄至褐	坚实	（±）
胱氨酸	不定	光滑	淡黄	较脆	（±）
黄嘌呤	圆或卵圆形	光滑	棕黄	坚实	（±）

五、 泌尿系结石的诊断方法

（1）B超检查：全泌尿系的结石，直观、方便、无创伤。

（2）X线腹平片检查：大部分的泌尿系结石，对阴性结石无法检出。

（3）X线造影检查：可以判断结石或狭窄。

（4）CT检查：准确率最高。

（5）MRI检查：费用高，检出率并不十分理想。

六、 泌尿系结石的临床表现

（1）发病突然，剧烈腰痛，疼痛多呈持续性或间歇性，并沿输尿管向髂窝、会阴及阴囊等处放射。

（2）出现血尿或脓尿，排尿困难或尿流中断等。

七、　泌尿系结石的治疗

（1）无创：排石溶石疗法，适合于上尿路结石直径＜6 mm 的情况。

（2）微创：①体外冲击波碎石术（ESWL）；②经皮肾镜碎石术（PCNL）；③输尿管镜碎石术。

（3）有创：开放手术治疗。

八、　泌尿系结石的预防

结石复发率高，总体预防方法不多。多饮水及定期随访复查。

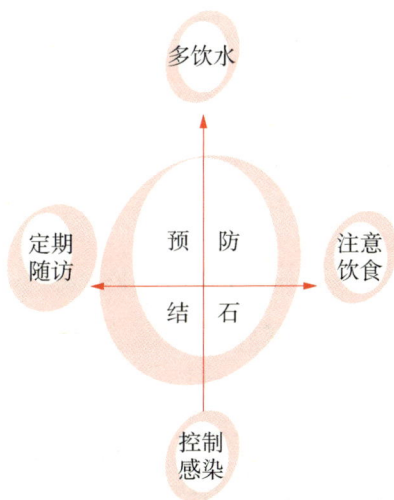

1. 生活预防

（1）治疗引起泌尿系结石的某些原发病，如甲状旁腺功能亢进（甲状旁腺腺瘤、腺癌或增生性变化等）会引起体内钙磷代谢紊乱而诱发磷酸钙结石。

（2）尿路上的梗阻性因素，如肿瘤、前列腺增生以及尿道狭窄等会造成尿液蓄积，引起尿液"老化"现象。

（3）多活动。平时要多活动，如散步、慢跑等。体力好的时候还可以原地跳跃，同样有利于预防泌尿系结石复发。

2. 饮食预防

（1）注意膳食结构，尿石的生成和饮食结构有一定的关系。因此，注意调整膳食结构能够预防结石复发。

（2）由于尿路结石与尿量及尿石晶体的排出有密切关系，饮水不足或进食含成石物质的食物过多，对尿路结石的形成都具有十分重要的作用。因此，饮食控制是预防结石的重要步骤。

（3）多饮水使尿液稀释，每日饮水量 2 000 ml 以上，适当运动。

（4）合理补钙，尤其饮食上补钙。

（5）少吃豆制品，大豆食品含草酸盐和磷酸盐都高，能与肾脏中的钙融合，形成结石。

（7）少吃草酸盐含量高的食物，含草酸盐高的食物有番茄、菠菜、草莓、甜菜及巧克力等。

第六节　膀胱肿瘤

一、膀胱肿瘤的定义

膀胱肿瘤的早期和最常见的症状是间歇性、无痛性及全程肉眼血尿。

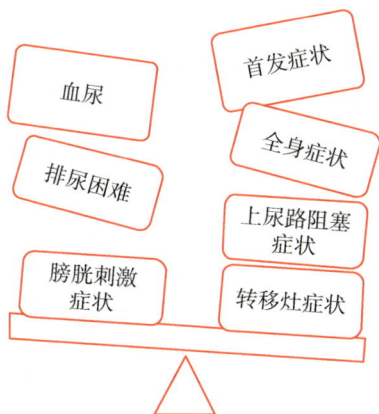

二、膀胱肿瘤的发病原因

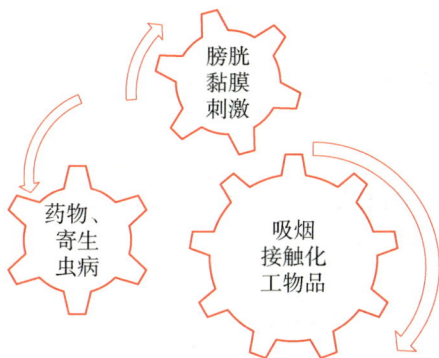

三、膀胱肿瘤的生长方式

（1）分为原位癌、乳头状癌和浸润性癌。

（2）原位癌局限在黏膜内，移行细胞癌多为乳头状，鳞癌和腺癌常有浸润。

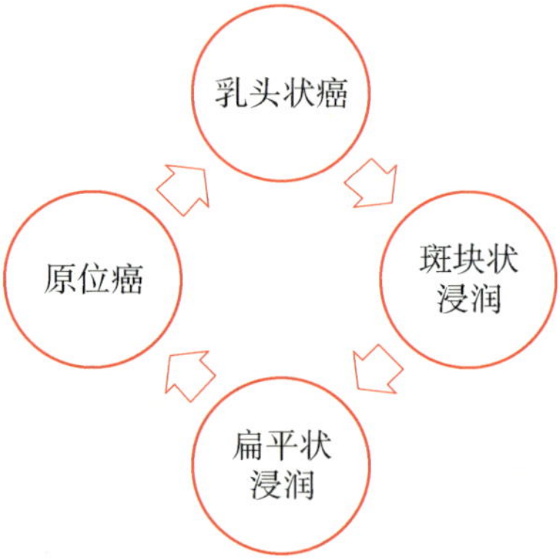

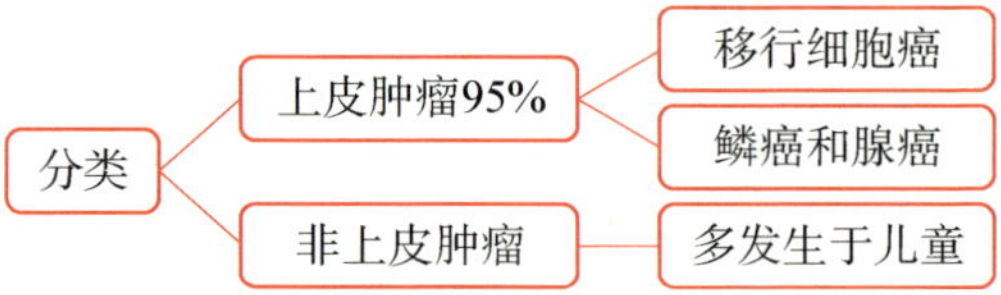

四、膀胱肿瘤的浸润深度

（1）原位癌 Tis——黏膜。

（2）Ta——乳头状。

（3）T1——固有层。

（4）T2——浅肌层。

（5）T3——深肌层或穿透膀胱壁。

（6）T4——前列腺或膀胱临近组织。

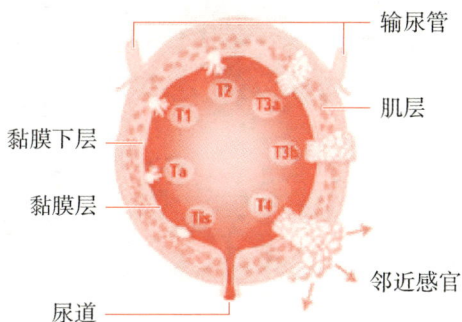

五、膀胱肿瘤的转移途径

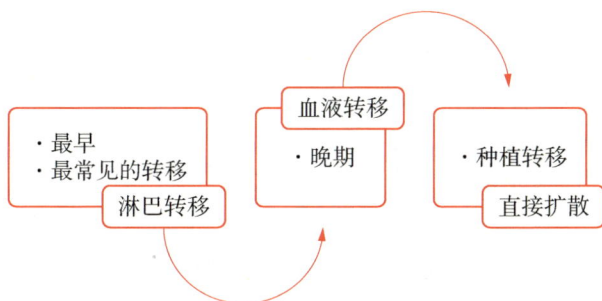

六、膀胱肿瘤的治疗原则

1. 手术治疗为首选

（1）TURBT 术：经尿道膀胱肿瘤电切术。

（2）膀胱部分切除。

（3）膀胱全切：输尿管皮肤造口术。

术后观察要点：①持续膀胱冲洗通畅；②尿液颜色变化。

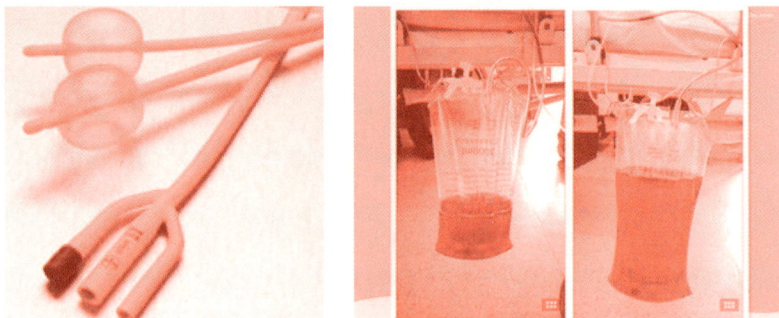

2. 膀胱内化疗和免疫治疗

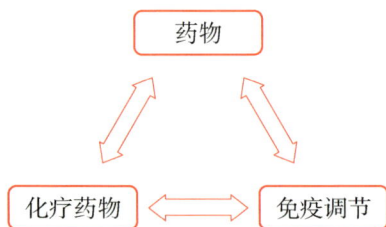

药物

化疗药物 ⟷ 免疫调节

转移性膀胱癌一般是无法治愈的，治疗上主要是全身化疗

七、膀胱灌注和膀胱镜复查

1. 膀胱灌注

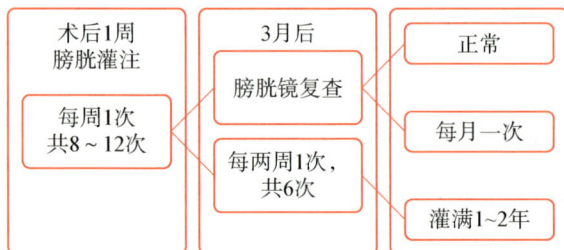

术后1周膀胱灌注	3月后	正常
每周1次共8～12次	膀胱镜复查	每月一次
	每两周1次，共6次	灌满1～2年

2. 定期复查

保留膀胱	·2年内每3个月复查1次 ·2年内无复发者改为每6个月1次 ·5年后每年复查一次
根治手术	·1年内每3个月复查1次 ·2年后改每6个月1次 ·5年后每年复查1次
复查内容	·膀胱镜 ·尿脱落细胞检查

八、膀胱肿瘤的预防方式

（1）戒烟。

（2）多饮水，最好每天喝水 2 000 毫升以上。

（3）改善自己的生活方式和生活环境。

（4）保持非常积极的心态。

（5）体育活动能增强人体的免疫。

第七节　前列腺增生

一、前列腺增生的定义

1. 前列腺的结构

前列腺是男性特有的腺体，大小、形状像胡桃，大约重 20

克。前列腺位于膀胱下面,包绕着连接膀胱的近端尿道。

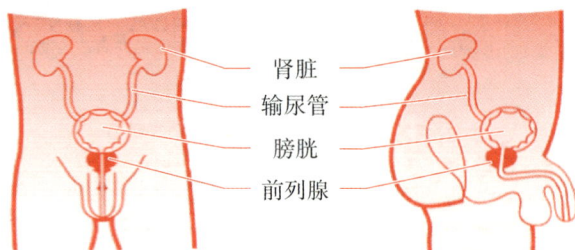

肾脏
输尿管
膀胱
前列腺

2. 前列腺增生

随着年龄的增加,前列腺的体积也随之增大。当增大的前列腺压迫尿道并阻止尿流的通过,产生排尿困难的症状时,就称为前列腺增生症。良性前列腺增生症是泌尿外科最常见的疾病之一,是 50 岁以上男性的常见疾病。

二、前列腺增生的临床症状

1. 膀胱刺激症状

主要包括尿频、尿急和急迫性尿失禁。尿频是前列腺增生症早期最常见的症状,开始时为夜间排尿次数增多,以后逐渐增加。

2. 排尿梗阻症状

前列腺增生时,增大的前列腺堵塞尿道,引起排尿困难。尿线变细、排尿无力、射程不远,总有排尿不尽的感觉。

排尿踌躇,就是在有尿意时不能立刻解出小便,需要等待一段时间才能解出；随着年龄的增长，急性尿潴留的危险显著增大；前列腺体积较大的患者发生急性尿潴留的危险更大；反复尿潴留的发生，会导致感染、血尿，增加手术的概率。

三、前列腺增生的检查方式

1. 直肠指检

（1）了解前列腺的大小、质地情况判断有无结节。

（2）了解肛门括约肌的收缩功能，初步判定尿道括约肌的功能。

2. 血清前列腺特异性抗原（PSA）

（1）有助于诊断或排除前列腺癌。

（2）有助于选择适当的治疗方案。

3. 经腹或经直肠前列腺B超

（1）判断前列腺体积的大小。

（2）了解膀胱壁的厚薄及有无憩室、膀胱内有无合并结石及肿瘤的情况。

（3）检查前列腺内有无结节、测定剩余尿量。

4. 尿动力学检查

手术前必须要做的一项检查，对判定手术后的效果十分重要。

（1）检查前列腺增生是否已造成尿流受阻。

（2）检查膀胱逼尿肌代偿的情况。

5. 其他检查

（1）尿常规。

（2）上尿路造影（IVU）。

（3）膀胱镜检查。

如果症状较轻，前列腺体积较小，可以采用警惕性观察定期检查，一旦病情进展迅速，则要积极处理，以免产生严重后果。

四、 前列腺增生的药物治疗

1. 5α-还原酶抑制剂

（1）可以缩小肥大的前列腺，改善尿流，缓解相关症状。

（2）降低发生急性尿潴留的风险，降低需要手术的风险性。

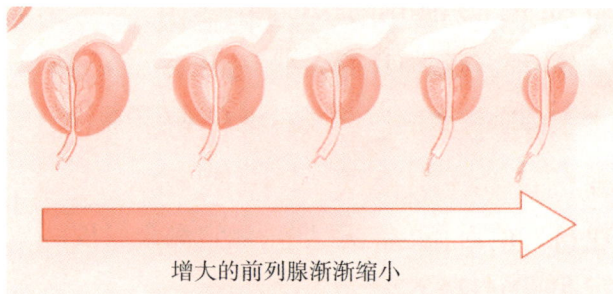

增大的前列腺渐渐缩小

代表药物：非那雄胺（保列治）。

（3）保列治对前列腺体积较大和（或）血清前列腺特异性抗原（PSA）水平较高的患者治疗效果更好。

（4）使用保列治 6 个月后可获得最大疗效，连续药物治疗 6 年疗效持续稳定。

（5）保列治能减少前列腺增生患者血尿的发生率。TURP 前应用保列治（5 mg/d，4 周以上）能减少前列腺体积较大的前列腺增生患者手术中的出血量。

2. α 受体阻滞剂

（1）α 受体阻滞剂的作用是松弛尿道，改善排尿障碍的症状。

（2）α 受体阻滞剂对改善症状效果良好，起效比较快。

（3）不能缩小前列腺体积，也不能减少发生急性尿潴留及需要手术的危险性。

① 代表药物：坦索洛新（哈乐、坦洛新）、多沙唑嗪（可多华）、特拉唑嗪（高特灵、马沙尼）。

② 主要问题：头晕、头痛、无力、困倦、直立性低血压及逆行射精。

五、 前列腺增生的手术治疗

1. 耻骨上经膀胱前列腺摘除术

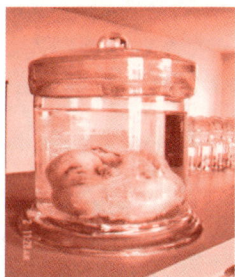

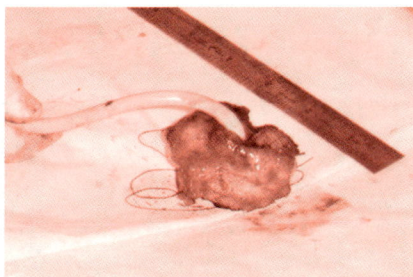

2. 经尿道前列腺电切术

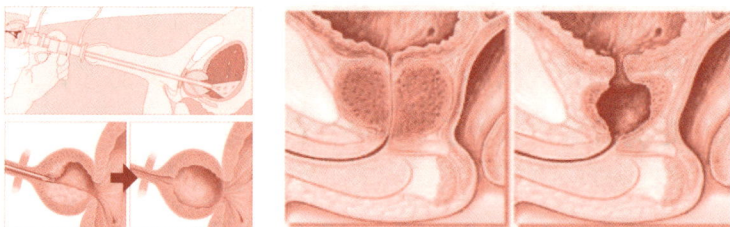

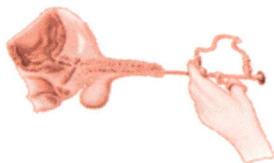

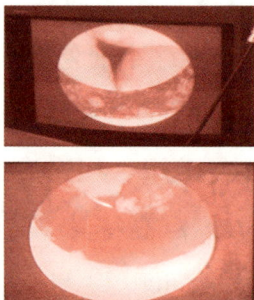

3. 经尿道前列腺电切气化术

4. 前列腺增生的手术时机

（1）应该在逼尿肌功能尚好的时候接受手术。

（2）对已经出现合并症或身体情况欠佳的患者应尽早接受手术。

第八节　前列腺癌

一、前列腺癌的定义

前列腺癌是一种雄激素依赖性的肿瘤。只要有效地降低体内雄激素的水平，也就能够把肿瘤的生长控制住。

前列腺癌是一种预后比较好的肿瘤。只要按照医生的安排进行治疗，一般情况下可以存活相当长的时间。

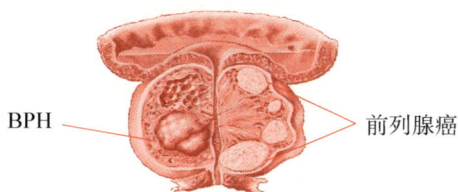

BPH　　　　　前列腺癌

二、前列腺增生与前列腺癌的关系

（1）前列腺增生是一种良性疾病，不是癌症。

（2）前列腺增生与前列腺癌可能同时存在于一个患者身上。

三、前列腺癌的诊断

（1）病史。

（2）体格检查。

（3）经直肠 B 超。

（4）PSA 及 fPSA 测定。

（5）前列腺穿刺活检。

前列腺穿刺活检是一种安全的检查方法，不会引起肿瘤的转移，是诊断前列腺癌的最可靠的方法。为了明确诊断，必须做前列腺穿刺活检。

四、 前列腺癌的治疗

1. 药物治疗

氟他胺、抑那通、磷酸雌二醇、氮芥、诺雷德、康士德。

2. 手术治疗

根治性前列腺摘除术。

经尿道前列腺电切汽化术。

双侧睾丸切除术。

3. 放射治疗

五、 前列腺癌的预防

（1）定期检查前列腺特异抗原、B 超等。

（2）应采取以饮食和行为干预为主的综合性措施，减少红色肉类的摄入。

（3）维生素 A 和胡萝卜素可预防前列腺癌的发生。特别是在西红柿中发现的番茄红素,可降低前列腺癌的危险。

（4）维生素 D 可抑制人类前列腺癌细胞的侵袭性,提高血液中维生素 D 的代谢物可大大降低前列腺癌的危险性。

（5）维生素 C 是最典型的抗氧化剂,能抑制前列腺癌细胞的分化和生长。

（6）维生素 B_6 及维生素 B_{12} 也可降低前列腺癌发生的危险性。

（7）维生素 E 也是一种重要的抗氧化物,可降低前列腺癌的危险。

上述各种维生素之间有协同作用,比之单独作用对前列腺癌的治疗更为有效。

第七章　老年人舒适护理

第一节　老年人春秋季饮食指导

合理的营养有助于延缓衰老，而营养不良或营养过剩、紊乱则有可能加速衰老的速度。因此，从营养学的角度探讨老年人生理变化，研究老年期的营养和膳食非常重要。

一、影响老年人营养状况的因素

1. 生理因素

多数老年人有牙齿脱落或对假牙不适应的情况，影响食物的咀嚼，因此愿意进食蔬菜、水果和瘦肉一类的食物。老年人由于消化吸收功能减弱，摄入营养素不能很好的被吸收。由于肝、肾功能的衰竭，维生素 D 不能在体内转化成具有活性的形式。老年人由于患慢性病，常服用各种药物，干扰了营养物质的吸收利用。

2. 环境因素

部分老年人由于经济状况拮据、购买力下降或行动不便外出采购困难,影响了对食物的选择。丧偶老人、空巢老人由于生活孤寂,缺少兴趣,干扰了正常的摄食心态。有些老人因退休而离开工作岗位和工作环境,一时尚不能适应,也会引起食欲下降。

二、 老年人饮食健康指南

1. 食物要多样化

类别多样,老年人一日的膳食中应包括五大类食物:①谷类及薯类;②动物性食物;③豆类和坚果;④蔬菜、水果和菌藻类;⑤烹调油及调味品。品种多样,日本的膳食指南中提出,每天进食的食物种类目标是 30 种。推荐老年人从以上 5 大类的每一类食物中尽量选用多种食物,尽量制作含有多种食物的菜肴或膳食。各种饮食的营养成分不同,各种营养素对身体健康的作用不同。因此,我们只有每天摄取多种食物,才能满足身体和工作所需要的能量和所有营养。

2. 多吃蔬菜和水果

中国居民营养与健康状况调查结果显示,60 岁以上城乡居民蔬菜摄入量逐渐下降;水果摄入量仅达到推荐量的 30%,加上老年人牙齿不好,消化道功能降低,摄取的蔬菜水果少,容易发生微量营养素缺乏。因此,建议老年人尽可能每天吃蔬菜 400～500 g,最好深色蔬菜占一半;吃水果 200～400 g。肥胖老人一天可吃蔬菜水果 1 kg 左右。保证每餐有 1～2 种蔬菜,每天吃 2～3 种水果。

3. 谷类为主,粗细搭配

谷类食物,我们平时称之为主食,主要提供碳水化合物(糖类)、植物蛋白质、膳食纤维及 B 族维生素。我们每天工作、运动所需要的能量(动力)主要是靠这类食物保证的。随着生活水平提高和对食品口味要求的改变,粮食加工越来越精细。精制米面白净细腻、口感好,但是最大的缺点是营养损失多。谷类食品是 B 族维生素的主要来源,含丰富的可溶性膳食纤维、矿物质、植物化学物如木酚素等。这些营养素大多存在于米面的皮层和谷胚中,如果长期吃精白米面,会引起 B 族维生素和膳食纤维摄入不足。因此老年人每天应该选择 2 个以上品种的谷类食品,有意识地多选择粗杂粮,做到粗细搭配,保证营养均衡。

4. 每天吃奶类,常吃大豆或其制品

奶类和豆类食物主要提供蛋白质、脂肪、膳食纤维、矿物质和 B 族维生素。奶类食物含有优质的蛋白质和丰富的钙元素,有利于促进骨骼的生长发育。大豆中则含有预防心脑血管疾病、维护血压的特殊成分。

5. 食物要松软,易于消化吸收

老年人咀嚼和消化能力减弱,米饭、粥和各种面食要松

软易消化，烹饪时注意减少营养素的损失。

6. 控制脂肪类食物的摄入，清淡少盐膳食

纯热能的油脂类食物，包括肥肉、植物油、淀粉、食用糖等不宜多吃，否则它们会引导你敲开肥胖、高血压、高血脂、糖尿病的大门。另外，每天吃盐的多少与血压有直接关系，特别是肥胖、高血压和家族性高血压者对盐尤其敏感。每人每天吃盐的总量不要超过 6 克。

三、老年人春季饮食指导

春天生机旺盛，人体对营养物质的需求亦随之增加，老年人如何保证身体有足够的热量十分重要。祖国医学认为："药食同源，药补不如食补"。食养、食补、食疗的观念非常科学，它提示人们要有良好的饮食习惯，要讲究科学的方法。老年人在饮食方面要注意保证热量，同时适当减少食量；粗细搭配，不能偏细、偏食，可多食小米、玉米、红薯等；蛋白质宜"精"，脂肪宜少，可吃含高蛋白的食品，如豆类、鱼类、禽蛋、瘦肉等；要控制食盐摄入量。总之，在春季老年人饮食上宜选甘、温、清、可口之品，忌油腻、酸涩、生冷之物，多食蔬菜、水果等。

四、老年人秋季饮食指导

秋季，是比较容易得病的季节，特别是一些老年人如果

不注意,很有可能会引起很多疾病的出现,让自己的健康受到各种各样的困扰,而在这个季节,饮食也是非常重要的,健康的饮食,能够帮助老年人增强免疫力,因此,老年人秋季要想少患病,保持健康,就要注意饮食调养。饮食要以"滋阴润肺"为基本准则,另外还应"少辛增酸"。就是说多食芝麻、核桃、糯米、蜂蜜、甘蔗等,可以起到滋阴润肺养血的作用;少吃葱、姜、蒜、辣椒等辛辣食品;多吃柑橘、山楂、新鲜蔬菜和其他酸味食品。对于年老胃弱的人,可晨起喝粥以益骨生津。

秋季一到,又进入"大补"的黄金时间,老年人、体弱多病者或处于恢复期的患者,都习惯用老母鸡炖汤喝,甚至认为鸡汤的营养比鸡肉高。其实,鸡汤所含的营养比鸡肉要少得多。据研究,高胆固醇、高血压、肾脏功能较差者,胃酸过多者,胆道疾病患者,不宜多喝鸡汤。如果盲目以鸡汤进补,只会进一步加重病情,对身体有害无益。因此,老年人要少喝鸡汤。根据中医理论,秋季饮食关键是滋阴润燥,具有滋阴润燥的食物有芝麻、雪梨、荸荠、蜂蜜、银耳、苹果、香蕉、葡萄、萝卜、藕、豆制品等。老年人多有肝肾阴虚,加之感受燥邪易导致肺部疾病,预防这类疾病,饮食上多遵循生津润肺的原则。常选用梨、冰糖、银耳、沙参、鸭子等养阴生津的食物,或黄芪、党参、乌贼、甲鱼等能益气保健的食物。

第二节　老年人的安全护理

老年期是人生中的一个特殊时期,在这个特殊时期内,老年人的身体各系统退行性改变逐渐明显,各类疾病尤其是慢性的患病率呈上升趋势,严重影响到老年人生活质量与自理能力,而这些老年人一般均生活在社区,存在一定的居家生活安全隐患,重视老年人的安全护理,提高老年人生活质量,让老年人生活得安心、舒心、温馨,是目前社会上普遍关注的焦点。

一、影响老年人安全的因素

1. 生理因素

老年人随着年龄的增长,机体器官的衰退,导致老年人的安全保险因素日趋下降,生理功能、代谢功能障碍、思维紊乱、记忆减退、行动迟缓、感觉迟钝、视力下降等生理机能的退行性变化,增加了老年人生活安全的危险因素。

2. 疾病因素

老年人由于年龄大,多病共存,病情复杂,恢复缓慢,并发症多等特点。如:帕金森综合征、退行性关节炎、髋关节骨折、糖尿病、高血压、卒中、心血管疾病、肺炎、营养失调等原因,易引起老年人摔倒,加重了老年人的风险因素。

3. 药物因素

作用于老年人中枢神经系统的药物,特别是镇静催眠药、抗精神药和麻醉镇静药,被公认为是容易引起老年人摔倒的显著危险因素。多种药物同时应用虽然没有被证实是显著因素,但也被列入老年人摔倒的常见原因。

4. 环境因素

不合适的灯光,浴室缺少扶手,不平的路面,马桶坐椅过低,重复性花纹过多、松脱的地毯,稳定性差的家具,打滑的地板,不合适的助行器等都是老年人的危险环境因素。

二、 老年患者常见的护理安全问题与对策

1. 跌倒

(1)跌倒原因。

老年人跌倒多与身体缺钙、骨质疏松以及某些疾病致行动不便、肢体协调功能减弱,或者药物等引起的。但是与环境因素也有很大关系。跌倒易造成老年人骨折,骨折后老人被迫长期卧床,发生压疮、肺炎、静脉血栓等并发症,甚至因此而死亡。所以应引起我们足够的重视。

(2)预防跌倒对策。

行动不便、身体虚弱的老年人行走时需要有人陪伴,尽量不要单独外出,不去人多且拥挤的地方。衣、裤、鞋不宜过于长大,尤其是裤腿太长会直接影响行走。穿的鞋不宜过分

平滑，最好穿合脚的布鞋或粗胶底的鞋，不穿拖鞋。穿脱袜子、鞋、裤时应坐着进行。老人在走动前应先站稳、站直后再起步。在老人走动的范围内应有足够的采光，家具不宜放置过多、过乱，室内地面平而不滑且保持干燥，以防滑倒。通向卫生间的通道要平坦、无障碍物。卫生间要有扶手，防止下蹲及起立费力而造成摔倒。有体位性低血压以及服用降压药的老人，夜尿较频及前列腺肥大的老人，要练习在床上解小便，便器置于床边伸手可及之处，必须下床或上厕所时，一定要有人陪伴。

2. 误吸、误食

（1）误吸、误食原因。

老年人的老化引起神经反射活动衰退，吞咽肌群互不协调，引起吞咽障碍。消化功能降低，咀嚼困难，唾液分泌减少，使老年人在进食过程中易发生呛咳或发噎，视力差还可以引起老年人误食非食品。

（2）误吸、误食对策。

老年人的食物以清淡、易消化、富有营养为主，少量多餐，进食体位合适（坐位或半卧位），同时进食的速度要稍慢，要求老人注意力集中，细嚼慢咽，吃干食发噎者，进食时准备水或饮料，每口食物不宜过多；注意禽类及鱼类食物中的骨与刺。对吞咽有困难的老年人，把食物加工成糊状为佳，不易引起呛咳。

3. 皮肤受损

（1）皮肤受损原因。

老年人皮肤感觉功能减退，容易引起烫伤、冻伤，加上活动受限，皮肤长时间受压而使皮肤完整性受损，易发生水肿、肿胀，发生压力性损伤。

（2）皮肤受损对策。

老年人感觉功能减退，对温度高低的敏感度降低，在使用热水袋、冰袋或洗澡时注意水温的调节，严格掌握温度和时间，以免烫伤和冻伤。对于长期卧床的老年人，需要保持皮肤清洁、卫生，尤其是注意皱褶部位皮肤干燥、清洁。床单位平整、清洁、干燥，定时翻身，预防压力性损伤发生，需要时可用气垫床或各类减压垫。

4. 走失

（1）走失原因。

患有认知症的老年人大都有定向力障碍，表现为时间、地点、人物定向障碍，不知道"自己在哪儿""这是什么地方"，还常常表现为毫无目的四处乱走，缺乏自我保护意识，时常外出之后去向不明或迷路，导致走失，往往需要他人或警察的帮助和保护。

（2）走失对策。

对患有认知症和近期记忆丧失的老年人，严加看护，最佳的办法是转入痴呆病房比较安全，对于先兆性痴呆的老年人,诊断不十分清楚的老年人,随身携带一张制作的小卡片,上面写上老年人的姓名、就诊的医院、病区、家庭地址等内容,以免走失。

5. 药物不良反应

（1）药物不良反应原因。

老年人因生理的药物动力学特点：药物代谢、排泄、老年人感官及认知功能的衰退引起漏服、误服、多服以及老年人心理依赖感增强,易于出现不安全用药,轻者给患者造成痛苦,重者造成生命危险。

（2）药物不良反应对策。

全面评估老年人用药情况,合理用药,用药品种尽量控制在 5 种以下,从小剂量开始,缓慢增量,用药方案宜简单,标记需醒目,交待要清楚,密切观察用药后反应,应注意其有无延缓反应,初次给药需加强观察。当静脉、肌肉给药时,除了速度慢于平时外,应边注射边观察。夜间或睡眠中给服药,一定要把老人叫醒后再服,以防似醒非醒服药造成呛咳,使药物误入气管。粉剂应装胶囊或加水混成糊状再服。用温开水吞服,同时服药前先饮一小口水,以湿润口腔。药片吞服后还需多饮几口水,以免药片沾于食管壁上,使局部上皮黏膜受到刺激,并影响药物吸收。

第三节　老年人居家安全管理

老年人安全管理就是为保证患病老年人身心健康，对各种不安全因素进行有效控制。

一、　日常管理

照护者需要定期协助居家老年人测量血压、血糖、呼吸、脉搏，观察皮肤组织变化、病情变化；协助服药；如有居家置管如导尿管、鼻饲管、引流管等，需要安排专业人士定期维护；协助室内活动。照护者发现老年人出现皮肤组织损伤、病情变化时应及时告知医护人员。同时，注意老年人的情绪变化，出现不良情绪时应主动干预。社区、居家养老服务机构应定期组织老年人集体活动。子女尽可能多的陪伴老年人。家政服务员陪同出行应保障老年人安全，提供相谈服务应包括谈心交流、读书读报等服务，形成与老年人的良性互动，增进感情与互信。

二、　饮食管理

尊重老年人的饮食习惯。注意营养、合理配餐。每日饮水量至少达到人体必需量，存在限制饮水疾病的情况遵医嘱进行。

三、辅具管理

存在视力与听力障碍的居家老年人应早发现早治疗,如白内障、青光眼、糖尿性视网膜病变、老年性视网膜黄斑变性等,疾病早期干预可以改善视力或延缓疾病进展。低视力老年人配备光学放大镜(或眼镜式助视器)、单筒望远镜、听书机等。听障老年人需配备助听器、闪光门铃、震动闹钟、环路放大器、手杖等。

对于关节不好或严重骨质疏松和腰椎压缩性骨折的老年患者来说,用拐杖可以减少腰椎和关节负重的时间和力度,保护骨骼和关节免受损伤或减小关节的磨损。最佳选择是腋下拐杖,可减少下肢80%的负重。但腋拐最好成对使用,只用一边时容易有肌力不均等问题。如果使用者只需要单支拐杖足以支撑,可以换成单支前臂拐杖或手杖。但老年人使用拐杖时,建议穿平底鞋站立,两手自然下垂,然后测出手腕部皮肤横纹至地面的距离,这个尺寸就是拐杖的理想长度。同时拐杖底端一定要有橡胶,因为橡胶和地面的摩擦力大,可以保持拐杖着地时又轻又稳,不会打滑。在拄拐杖时,保持身体直立的姿势,上臂夹紧,控制身体的重心,防止身体向外倾倒。腕保持向上的力量。臀部应保持直立,不要后弯。拐杖的着地点应当在脚掌的前外侧部位。最后老人依自己情况选择腋拐或多足拐杖,步行能力差的老人可以选择带座拐杖,随时休息,保障自身安全。

第四节　老年人衰弱的管理

衰弱的核心特征是指个体面对压力事件的调节能力减弱,对不良健康结果(如跌倒、住院、失能、死亡等)易感性增加的状态。包括不明原因体重减轻、自诉疲劳、步速减慢、握力下降及活动量降低五方面。衰弱的进展是动态可逆的,对衰弱老年人实施个性化的干预措施,可以降低不良健康结局的发生风险。

一、营养干预

与营养有关等衰弱危险因素包括了不良饮食习惯,如偏食肉类,缺乏蔬菜、水果,过量饮酒,膳食营养素缺乏(如硒、锌、类胡萝卜素、维生素 D 和维生素 E 等)。衰弱老年人蛋白质的推荐摄入量应维持在 1.0～1.5 g/kg,优质蛋白质比例最好能达到 50%,均衡分配到一日三餐中。给予富含亮氨酸等支链氨基酸的优质蛋白质,如乳清蛋白粉及其他动物蛋白。建议每餐膳食蛋白质 25～30 g。保证足够的维生素 D 和钙质补充。维生素 D 的来源包括三方面:日光照射、天然食物和补充剂(强化食品、膳食补充剂、药品),天然食物含维生素 D 的量有限,以牛奶、鸡蛋、三文鱼为主。老年人补充维生素 D 时,先监测血液里维生素 D 的含量,根据缺乏情况补充。当血清 25 -羟维生素 D 水平<50 nmol/L 时可考虑给予补充,每天补充 800 UI 维生素 D,以改善下肢力量和功能。50 岁以上老年人钙的推荐量为 1 000 mg/天,食物中奶类、豆类、一些绿叶蔬菜、虾皮、芝麻酱等富含钙。尽可能通过食物摄入充足的钙,如果钙摄入不足,可补充钙剂。总之,针对衰弱老年人的营养干预建议,包括调整饮食结构、增加营养素补充剂、纠正不良的饮食习惯等。仅营养补充而不进行运动,无法真正改善老年人肌肉无力、躯体衰弱的问题,因此更加建议对于衰弱老年人,在运动干预的同时,联合进行营养干预,以更好地达到预期干预目标。

二、 运动干预

运动有助于改善衰弱老年人的衰弱症状,提高躯体运动功能,改善认知状况和情绪,提高骨密度,降低跌倒发生等。美国运动医学协会推荐衰弱老年人采用运动处方,有抗阻力运动、平衡训练、有氧运动等。此外,我们传统中医运动疗法如太极拳、五禽戏、八段锦、易筋经等,同样有助于强壮筋骨,提高运动能力,促进老年人平衡能力、肌肉力量等改善,减轻慢性疼痛。

三、 综合干预

综合干预是针对衰弱对主要症状,整合多学科资源,将多种干预措施结合起来，包括物理治疗、营养供应、药物治疗、心理治疗、慢性疾病管理等，用于改善身体、认知和社交功能，延缓或者逆转社区老年人对衰弱状况。

第五节　老年人睡眠管理

一、老年人睡眠特点

随着年龄的增长，老年人的正常睡眠已与青壮年时不同。老年人晚上睡眠特点是深睡减少、浅睡增加、觉醒增加和睡眠片段化，而白天出现以微睡为主要表现的打盹。男性与女性的睡眠结构也有不同：男性有更频繁的觉醒和更少的第三期和第四期非快动眼期睡眠，男性慢波睡眠占总睡眠时间 2%，而女性占 9%，老年男性和女性快动眼睡眠的比例和总快动眼期睡眠时间无明显差异。老年人的睡眠节律也可发生改变。老年人可出现睡眠时相提前，即有早睡和早起的倾向，这可能与老年人核心体温节律的改变有关，因为老年人体温节律的变动幅度减少和时相提前。老年人的睡眠节律改变也可能由社交、健康需要和心理社会因素的基本变化引起；其中最重要的是老年人孤独、缺乏社交活动，以及接触的时间线索减少，如户外活动减少，就寝时间、进餐时间服药时间不规律,这些都可能影响老年人的睡眠节律。

另外,老年人睡眠节律形式不同于年轻人。年轻人为单时相节律形式,而老年人又像幼儿一样变为多时相节律形式,造成夜间频繁觉醒而白天打盹增多。这些生理改变可能与视交叉上核和脑干睡眠中枢的结构改变有关。

二、 老年人助眠日常管理

好的睡眠对于老年朋友的健康长寿来说是非常重要的。想要保证好的睡眠,不能靠药物来辅助。而是要调养身体,从根本上解决睡眠问题。睡眠宜早,老年人不要超过晚上九点。因此每晚老年人按时上床很重要,坚持按自己习惯的时间上床睡觉,机体在此时间会反应性地要求休息。保持卧室空气流通和适宜温度。好的环境有助于快速入睡,气温以18~20℃最佳,干燥天气地板应洒水。坚持睡前的习惯性活动。睡前应进行你习惯的某些活动,如喝牛奶、洗澡或听一会音乐。晚上尽量少吃难消化或油腻或有刺激味的食物,睡前2小时不可喝含酒精或咖啡因的饮料。

三、 老年人助眠饮食调护

老年朋友身体器官的老化,很身体多种慢性疾病导致的。想要有好的睡眠,首先要把身体调理好。睡前喝一杯牛奶,其中所含的色氨酸量可以起到很好的安眠作用。喝完后的温饱感也能促进睡眠。同时在日常生活中很多食物也有助眠作用,如核桃对神经衰弱、健忘、失眠、多梦和食欲不振等有帮助,每天早晚吃一些核桃,有利于睡眠。桂圆肉养血安神,可以治疗失眠、神经衰弱。莲子养心安神,多梦而导致失眠的患者,可以用莲子心煎水喝,每晚在睡觉前喝下。每天可以喝黑枸杞泡水或者直接食用,能改善失眠。

另外,和年轻人相比,老人的睡眠时间少,睡眠容易中断。如果总是指望回笼觉来补充睡眠,有可能会打乱作息规律,使大脑生物钟紊乱,造成老人"白天睡不好、晚上睡不着"。特别是那些不习惯早起的老人,偶尔晨练后往往喜欢睡回笼觉。所以,建议这类老人,稍稍晚起,等到太阳升起一段时间驱散了晨雾、植物放出氧气、气温上升时再锻炼也不迟,而且锻炼后不要睡回笼觉。

第六节　阿尔茨海默病

阿尔茨海默病(AD)是一种起病隐匿的进行性发展的神经系统退行性疾病。临床上以记忆障碍、失语、失用、失认、视空间技能损害、执行功能障碍以及人格和行为改变等全面性痴呆表现为特征,病因迄今未明。随着我国社会老龄化,老年人比例增大,患病人数自然跟着飙升。专家预测到2040

年,我国老年痴呆患者总人数将是所有发达国家的总和。

该病起病缓慢或隐匿,患者及家人常说不清何时起病。少数患者在躯体疾病、骨折或精神受到刺激后症状迅速明朗化。主要表现为认知功能下降、精神症状和行为障碍、日常生活能力的逐渐下降。

一、阿尔茨海默病的分期

根据认知能力和身体机能的恶化程度分成 3 个时期。

1. 第一阶段(1~3 年)为轻度痴呆期

表现为记忆减退,对近事遗忘突出;判断能力下降,患者不能对事件进行分析、思考、判断,难以处理复杂的问题;工作或家务劳动漫不经心,不能独立进行购物、经济事务等,社交困难;尽管仍能做些已熟悉的日常工作,但对新的事物却表现出茫然难解,情感淡漠,偶尔激惹,常有多疑;出现时间定向障碍,对所处的场所和人物能做出定向,对所处地理位置定向困难,复杂结构的视空间能力差;言语词汇少,命名困难。

2. 第二阶段(2~10 年)为中度痴呆期

表现为远近记忆严重受损,简单结构的视空间能力下降,时间、地点定向障碍;在处理问题、辨别事物的相似点和差异点方面有严重损害;不能独立进行室外活动,在穿衣、个人卫生以及保持个人仪表方面需要帮助;计算不能;出现各种神经症状,可见失语、失用和失认;情感由淡漠变为急躁不安,常走动不停,可见尿失禁。

3. 第三阶段（8~12年）为重度痴呆期

患者已经完全依赖照护者,严重记忆力丧失,仅存片段的记忆;日常生活不能自理,大小便失禁,呈现缄默、肢体僵直,查体可见锥体束征阳性,有强握、摸索和吸吮等原始反射。最终昏迷,一般死于感染等并发症。

二、 阿尔茨海默病的预防

目前老年性痴呆还没有理想的治疗方法,因此早期预防很重要。

1. 日常习惯很重要

与老年性痴呆相关的很多危险因素与人们平时的生活方式有关,因此预防老年痴呆应从中青年做起。如养成良好的饮食习惯、休息习惯和用脑习惯,尽量避免患上一些慢性疾病,包括高血压、糖尿病,还应控制血脂、避免脑外伤等。

2. 重视营养, 均衡饮食

多食用三高（高蛋白、高维生素、高纤维素）和三低（低脂肪、低糖、低盐）食品,戒烟、戒酒。合理安排一日三餐,保证人体所需的营养成分,防止体重增加,避免使用铝制炊具等。而且每日适量食用坚果有助于预防阿尔茨海默病。

3. 坚持适度的锻炼，减缓大脑的衰老

经常做适度的有氧运动，可以增进循环系统健康，促进足够的氧气供应大脑，保持脑细胞代谢旺盛。手的运动对大脑是一种良性刺激，可增加脑血流量，满足大脑的需求，因此老年人应频繁活动手指。

4. 调控情绪，保持良好心态

老年人尽量避免不良心理刺激，学会自我控制和调节情绪。遇事要想得开，不以物喜，不以己悲，保持一颗平常心。心理上的年轻是一剂最好的健脑良药。

5. 老有所为，勤于用脑

人要活到老，学到老，用脑到老，在生活中不断有所创造。老年人要多走出家门，多参加社会活动。平常要常看有益的书报杂志、影视节目，练练书法、学学绘画，或与人对弈、弹拉歌曲，也可学电脑、学外语、玩智力拼图和模型等。

6. 注意老年性痴呆的早期疾病信号

患者或知情者诉有超过 6 个月的缓慢进行性记忆减退，测试发现有严重的情景记忆损害的客观证据。主要为回忆受损，通过暗示或再认测试不能显著改善或恢复正常。在 AD 发病或 AD 进展时，情景记忆损害可与其他认知功能改变独立或相关。

第八章　老年骨质疏松

第一节　老年骨质疏松症的护理

骨质疏松症是全身性的骨量降低，骨微结构破坏，导致骨脆性增加，易发生骨折为特征的全身性骨病。

一、为什么老年人容易骨质疏松

1. 老年人骨质疏松与年龄、性别有关

65 岁以上、女性老年人骨质疏松发生的危险性大。性别对骨量的影响主要与激素有关，人的骨骼在生长、发育和衰老的过程中，骨量会随着年龄的增长而发生变化。女性绝经后体内多种激素浓度发生改变，如雌激素、生长激素、甲状腺激素水平下降，甲状旁腺激素水平升高，这些激素的变化或独自或协同作用，使成骨细胞活性降低，破骨细胞的活性增强，导致骨转换加速，骨量丢失增加。

2. 婚姻、学历对老年人骨质疏松的影响

文化程度低的老人在经济来源、社会联系与支持方面欠佳,接受骨质疏松症(OP)的健康教育信息渠道少,从而自我保健意识和行为也差。

3. 饮食习惯与老年人骨质疏松

主食以面食为主,鱼及水产品、奶制品、豆制品摄入少的老年人发生骨质疏松的可能性较大。老年人总的饮食摄入较少,蛋白摄入不足,会造成血浆蛋白含量降低,引起骨基质合成的不足,新骨形成便会明显的落后,容易发生骨质疏松,更易导致骨质疏松性骨折。

二、骨质疏松症的预防和护理

骨质疏松症发病早期病情隐匿,不易发现,病情的发展又是慢性进行性,迄今为止,医学上还没有安全有效的根治方法。因此,正确认识、早期预防显得极为重要。中国国家医学协会推荐,对所有绝经后女性和老年男性进行危险因素筛查,对 60 岁以上女性和 65 岁以上男性做骨密度检查,同时针对可控制的危险因素制订干预措施。

1. 饮食护理

合理配餐,保持营养均衡,主食品种多样,粗细搭配合理,副食以含钙、磷和维生素 D 的食物为主。胃酸分泌过少者在食物中放入少量醋,以增强钙的吸收。防止过度饮酒、

吸烟、咖啡及碳酸饮料，进食含钙丰富食物。

2. 功能锻炼

适当做一些体力活动，运动量应适宜，地方应选空气清新、阳光充足的环境，以增加阳光照射，促进皮肤维生素 D 的合成和钙磷吸收。

3. 服药护理

骨质疏松症患者需要在专业医师指导下使用维生素 D、降钙素、钙剂、及雌激素等药物来预防及治疗，了解药物的药理作用以及可能出现的不良反应，注意服药注意事项、服用方法，避免发生多服、漏服、不按时服等情况。

4. 心理护理

骨质疏松症一般病程长、治疗效果不明显，应做好长期治疗的心理准备，增强信心，利于康复。

第二节　骨质疏松性骨折的防治

骨质疏松性骨折患者卧床制动后，将发生快速骨丢失，会加重骨质疏松症；骨重建异常、骨折愈合过程缓慢，恢复时间长，易发生骨折延迟愈合甚至不愈合；同一部位及其他部位发生再骨折的风险明显增大；骨折部位骨量低、骨质量差，且多为粉碎性骨折，复位困难，不易达到满意效果；内固定治疗稳定性差,内固定物及植入物易松动、脱出,植骨易被吸收;多见于老年人群,常合并其他器官或系统疾病,全身状况差,治疗时易发生并发症,增加治疗的复杂性。

一、 骨质疏松性骨折预防

1. 预防跌倒

对患有骨质疏松的老年人一定要加强安全防护指导,告知跌倒不良反应后果及预防措施,比如上厕所、起床、洗澡等一定要站稳后才能移步,提高动作协调性,走路时可以呈现外八字状,膝关节轻度弯曲,给它缓冲空间,上下楼梯、乘坐公共交通一定要扶着扶手,地板不要过湿或过滑,尤其在浴室时一定要注意防滑。浴室、厕所里面可以装防护杆,雨雪天气尽量不要外出。

2. 饮食平衡

充分摄取钙和维生素 D 等营养物质,比如各种肉类。维生素 D 较为特别,与维生素 C 或维生素 E 不同,它往往存在于肉类之中,而不是在蔬菜、水果中。

3. 合理锻炼

增加肌肉力量和身体平衡能力,避免剧烈活动,在安全环境下可以散步、做广播体操或打太极拳等,增加肌肉力量,肌肉力量大了之后也会刺激骨关节的骨质增加。

4. 自我预防措施

适当户外活动,增加日照,同时注意戒烟限酒,适度控制体重,预防性正确用药。

5. 在调整以上生活方式同时服用基本骨营养补充剂

(1) 钙剂:钙摄入可减缓骨的丢失,改善骨矿化。用于治疗骨质疏松症时,应与其他药物联合使用。钙的吸收主要在肠道,故钙剂补充以口服效果最佳。

(2) 适量补钙,每日钙需要量为 $800\sim1\,200$ mg,最好分次补充。钙剂选择要考虑其安全性和有效性,避免过量摄入,导致发生肾结石或心血管疾病。

(3) 维生素 D:维生素 D 缺乏可导致继发性甲状旁腺功能亢进,骨吸收加剧,从而引起或加重骨质疏松。摄入适量维生素 D 有利于钙在胃肠道的吸收,促进骨形成,强肌肉力量和平衡能力。成年人推荐剂量为 $200U(5ug)/d$,老年人因缺乏日照及伴有不同程度的摄入和吸收障碍,推荐剂量为 $400U(10\sim20\,g)/d$。

(4) 临床应用时应注意个体差异和安全性,定期监测血钙、尿钙或血清 25(OH)D 水平。在骨质疏松性骨折的治疗中,建议补充适量活性维生素 D_3。

二、 骨质疏松性骨折治疗

1. 骨质疏松性骨折可以采用非手术治疗或手术治疗

具体方法应根据骨折部位、损伤程度和患者全身状况而定。对老年骨质疏松性骨折患者必须正确、全面地评估其全身与局部状况，权衡手术与非手术治疗的利弊，做出合理选择。老年人骨质疏松性骨折的整复和固定应以方法简便、安全有效为原则，以尽早恢复伤前生活质量为目的，应尽量选择创伤小、对关节功能影响少的方法，不应强求骨折的解剖复位，而应着重于功能恢复和组织修复。如需要采用内固定装置，应尽可能使用应力遮挡较少的器械，以减少骨量的进一步丢失。对老年骨质疏松性骨折患者除防治骨折引起的局部并发症外，还应积极防治下肢深静脉血栓（DVT）、脂肪栓塞综合征、坠积性肺炎、泌尿系感染和褥疮等并发症，降低病死率及致残率。

2. 治疗原则

复位、固定、功能锻炼和抗骨质疏松治疗是治疗骨质疏松性骨折的基本原则，理想的治疗是上述四者的有机结合。在不加重局部血运障碍的前提下将骨折复位，在骨折牢固固定的前提下尽可能不妨碍肢体活动，早期进行功能锻炼，使骨折愈合和功能恢复达到比较理想的结果。同时配合使用抗骨质疏松药物，以避免骨质疏松加重或发生再骨折。

3. 药物治疗

骨质疏松性骨折源于骨质疏松症,因此,采用有效药物治疗骨质疏松症是治疗骨质疏松性骨折的重要前提。药物治疗可以抑制快速骨丢失促进骨愈合,减少再骨折的发生率。目前临床上治疗骨质疏松症的药物较多,因此服用药物需要在专业医师指导下服用。

三、日常保健

治疗的同时,采取措施积极治疗骨质疏松症,改善骨量和骨质量,避免再次骨折的发生是非常必要的。这些措施包括调整生活方式:

(1) 富含维生素 D、钙、低盐和适量蛋白质的均衡膳食。

(2) 适当户外活动,有助于骨健康的锻炼和康复治疗。

(3) 避免嗜烟、酗酒和慎用影响骨代谢的药物。

第三节　腰椎间盘突出症

腰椎间盘突出症是较为常见的疾患之一,主要是因为腰椎间盘各部分(髓核、纤维环及软骨板),尤其是髓核,有不同程度的退行性改变后,在外力因素的作用下,椎间盘的纤维环破裂,髓核组织从破裂之处突出(或脱出)于后方或椎管内,导致相邻脊神经根遭受刺激或压迫,从而产生腰部疼痛,一侧下肢或双下肢麻木、疼痛等一系列临床症状。腰椎间盘突出症以腰 4~5、腰 5~骶 1 发病率最高,约占 95%。

一、腰椎间盘突出症的病因

1. 退变

腰椎间盘经常受体重的压迫,加上腰部经常进行屈曲、后伸等活动,更易造成椎间盘较大的挤压和磨损,从而产生一系列的退行性变。

2. 外伤

外在因素是突然的负重、腰部外伤、腹压增高、外受寒湿、妊娠等。

二、腰椎间盘突出症的症状

1. 腰痛

大多数患者最先出现的症状,发生率约 91%。由于纤维环外层及后纵韧带受到髓核刺激,经窦椎神经而产生下腰部感应痛,有时可伴有臀部疼痛。

2. 下肢放射痛

虽然高位腰椎间盘突出(腰 2~3、腰 3~4)可以引起股神经痛,但临床少见,不足 5%。绝大多数患者是腰 4~5、腰 5~骶 1 间隙突出,表现为坐骨神经痛。典型坐骨神经痛是从下腰部向臀部、大腿后方、小腿外侧直到足部的放射痛,在喷嚏和咳嗽等腹压增高的情况下疼痛会加剧。放射痛的肢体多为一侧,仅极少数中央型或中央旁型髓核突出者表现为双下肢症状。坐骨神经痛的原因有:①破裂的椎间盘产生化学物质的刺激及自身免疫反应使神经根发生化学性炎症;②突出的髓核压迫或牵张已有炎症的神经根,使其静脉回流受阻,进一步加重水肿,使得对疼痛的敏感性增高;③受压的神经根缺血。上述三种因素相互关连,互为加重因素。

3. 马尾神经症状

向正后方突出的髓核或脱垂、游离椎间盘组织压迫马尾神经,其主要表现为大、小便障碍,会阴和肛周感觉异常。严重者可出现大小便失控及双下肢不完全性瘫痪等症状,临床上少见。

三、 腰椎间盘突出症的检查方法

1. CT 检查

可较清楚地显示椎间盘突出的部位、大小、形态和神经根、硬脊膜囊受压移位的情况,同时可显示椎板及黄韧带肥厚、小关节增生肥大、椎管及侧隐窝狭窄等情况,对本病有较大的诊断价值,目前已普遍在临床运用。

2. 磁共振（MRI）检查

MRI 无放射性损害，对腰椎间盘突出症的诊断具有重要意义。MRI 可以全面地观察腰椎间盘是否病变，并通过不同层面的矢状面影像及所累及椎间盘的横切位影像，清晰地显示椎间盘突出的形态及其与硬膜囊、神经根等周围组织的关系，另外可鉴别是否存在椎管内其他占位性病变。但对于突出的椎间盘是否钙化的显示不如 CT 检查。

四、 腰椎间盘突出症的治疗方法

大多数患者的腰椎间盘突出症可以经非手术治疗缓解或治愈。其治疗原理并非将退变突出的椎间盘组织回复原位，而是改变椎间盘组织与受压神经根的相对位置或部分回纳，减轻对神经根的压迫，松解神经根的粘连，消除神经根的炎症，从而缓解症状。

1. 绝对卧床休息

初次发作时，应严格卧床休息，强调大、小便均不应下床或坐起，这样才能有比较好的效果。卧床休息 3 周后可以佩戴腰围保护下起床活动，3 个月内不做弯腰持物动作。此方法简单有效，但较难坚持。缓解后，应加强腰背肌锻炼，以减少复发的概率。

2. 牵引治疗

采用骨盆牵引，可以增加椎间隙宽度，减少椎间盘内压，椎间盘突出部分回纳,减轻对神经根的刺激和压迫,需要专业医生指导下进行。

3. 理疗和推拿

按摩可缓解肌肉痉挛,减轻椎间盘内压力。非手术治疗时如果选择推拿,急性期前 3 天最好不用推拿治疗。中央型腰椎间盘突出症较为典型者,禁止推拿,以免造成严重后果。对于某些高位腰椎间盘突出症患者,应有明确的定位诊断,还要参考 CT 片,或核磁共振等资料,在对突出物的大小、部位十分明确的情况下,可慎用推拿治疗。腰椎间盘突出症伴有骨折、骨关节结核、骨髓炎、肿瘤、严重的老年性骨质疏松症,推拿疗法可使骨质破坏、感染扩散。腰椎间盘突出症伴有出血倾象或血液病患者不宜予以推拿治疗。

4. 进行各种扳法时

患者要注意不与医生对抗。若出现腰部下肢不适症状要及时向医生反映,还应注意治疗后与治疗前症状对比疗。

5. 支持治疗

可尝试使用硫酸氨基葡萄糖和硫酸软骨素进行支持治疗。硫酸氨基葡萄糖与硫酸软骨素在临床上用于治疗全身各部位的骨关节炎,这些软骨保护剂具有一定程度的抗炎抗软骨分解作用。基础研究显示氨基葡萄糖能抑制脊柱髓核细胞产生炎性因子,并促进椎间盘软骨基质成分糖胺聚糖的合成。临床研究发现,向椎间盘内注射氨基葡萄糖可以显著减轻椎间盘退行性疾病导致的下腰痛，同时改善脊柱功能。有病例报告提示口服硫酸氨基葡萄糖和硫酸软骨素能在一定程度上逆转椎间盘退行性改变。

6. 皮质激素

硬膜外注射皮质激素是一种长效抗炎剂，可以减轻神经根周围炎症和粘连。一般采用长效皮质类固醇制剂＋2％利多卡因行硬膜外注射，每周一次，3次为一个疗程，2～4周后可再用一个疗程。

第四节　老年骨关节炎

一、老年骨关节炎的定义

骨关节炎又称退行性关节病、骨关节病。骨质增生，与人体衰老密切相关，多数老人都可能伴有骨质增生，自然容易得骨关节炎。临床数据显示，45岁以下人群骨关节炎患病率仅为2％，而65岁以上人群患病率高达68％。

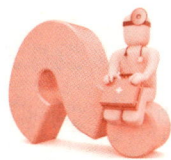

二、老年骨关节炎的症状

在医生看来人到老年都患有不同程度的骨关节炎，一般伴有以下症状：

（1）关节疼痛。关节疼痛是关节炎最主要的表现。不同类型的关节炎可表现出不同的疼痛特点。

（2）关节肿胀。关节肿胀也是关节炎症的常见表现，是炎症进展的结果，与关节疼痛的程度不一定相关。一般与疾病成正比。

（3）关节功能障碍。关节疼痛及炎症引起的关节周围组织水肿，周围肌肉的保护性痉挛和关节结构被破坏，导致关节活动受限。慢性关节炎患者由于长期关节活动受限，可能导致永久性关节功能丧失。

（4）体征。老年人发生骨关节炎，可出现红斑、畸形、软组织肿胀、关节红肿、渗液、骨性肿胀、骨擦音、压痛、肌萎缩或肌无力、关节活动范围受限及神经根受压等体征。

三、 老年骨关节炎的预防

多数骨关节炎病程较长、缠绵难愈，治疗颇为棘手。因此，做到早期发现、早期诊断、早期治疗，有利于防止关节炎病情的进展，改善患者的预后。

（1）避免诱发关节炎发病的环境因素。潮湿的环境有助于某些病原菌生长，与关节炎的发病有一定关系。因此，老年人平时应注意卫生，保持居室通风和空气良好，防潮、保暖，避免病原菌尤其是链球菌传播。除此之外，其他环境因素如紫外线、某些化学物质的接触,可能导致某些易感人群产生异常免疫反应,导致不同关节炎的发生,易感人群应避免强紫外线和某些化学物质的接触。

（2）合理饮食,保持良好的生活方式。当老年人出现营养缺乏,可能导致关节炎加重,而营养过剩、肥胖则可诱发或加重痛风性关节炎、骨关节炎。因此,科学合理的饮食是预防老年骨关节炎发生的措施,如减少摄入动物内脏、海鲜、禽肉、豆类等富含嘌呤的食物,能有效预防痛风性关节炎。

（3）适量运动,保持心情愉悦,提高机体免疫力。临床上很多老年人都是在经历了不良生活事件后出现自身免疫性疾病表现,因此,保持乐观、稳定的心态,有利于预防由自身免疫病引起的关节炎。

四、老年骨关节炎的锻炼

老年人一旦患上骨关节炎,对平时的日常生活有很大的影响。除了服用保护关节软骨的药物外,合理锻炼是治疗骨关节炎的重要方法。通过合理锻炼,可帮助骨关节炎患者缓解病情,增加信心,以轻松健康的心态去面对骨关节炎。

但是目前在锻炼方面存在两个主要的认识误区。一个是过度锻炼,有部分人认为既然骨关节炎是长骨刺了,就一定要多爬山多走路,把骨刺磨掉就好了,或者认为越疼越要动,不然就残废了。然而事与愿违,锻炼之后关节更疼了,拍片子比以前更重了。另外一个误区是拒绝锻炼,有人听说骨关节炎是磨损性病变,一定得"节省"点用,不能进行体育锻炼。

研究证明,恰当适度的锻炼不仅能预防骨关节炎的发生发展,还能明显减轻疼痛、控制体重。骨关节炎患者不仅是可以锻炼,而且是必不可少,坚持锻炼,能改善关节的稳定性,改善症状。

骨关节炎患者毕竟不同于正常人,尤其是老年人在锻炼时一定要选择正确恰当的方式方法,达到保护关节的目的。在开始锻炼计划前,应估计自身关节的承受力,遵循从小量开始循序渐进的原则。如果锻炼后出现关节疼痛不适,应减轻锻炼强度,缩短锻炼时间,及时调整自己的锻炼计划。

第五节　中老年人颈椎病的防治

一、颈椎与颈椎病

1. 颈椎

颈椎是指颈椎骨,位于头以下、胸椎以上的部位。位于脊柱颈段,共 7 块,围绕在颈髓及其脊膜的四周。由椎间盘和韧带相连,形成向前凸的生理弯曲。颈椎的特点是椎体较小,呈椭圆形,横突上有横突孔,椎动脉和椎静脉由此孔通过;棘突短而分杈;上下关节突的关节近似水平位,使颈部能灵活运动。相邻椎骨上下切迹围成椎间孔,有脊神经和血管通过。

2. 颈椎病

颈椎病又称颈椎综合征,是颈椎骨关节炎、增生性颈椎炎、颈神经根综合征、颈椎间盘脱出症的总称,是一种以退行性病理改变为基础的疾患。主要由于颈椎长期劳损、骨质增生,或椎间盘脱出、韧带增厚,致使颈椎脊髓、神经根或椎动脉受压,出现一系列功能障碍的临床综合征。表现为椎节失稳、松动;髓核突出或脱出;骨刺形成;韧带肥厚和继发的椎管狭窄等,刺激或压迫了邻近的神经根、脊髓、椎动脉及颈部交感神经等组织,引起一系列症状和体征。颈椎病可分为:颈型颈椎病、神经根型颈椎病、脊髓型颈椎病、椎动脉型颈椎病、交感神经型颈椎病、食管压迫型颈椎病。

二、 引起颈椎病的因素

1. 颈椎的退行性变

颈椎退行性改变是颈椎病发病的主要原因,其中椎间盘的退变尤为重要,是颈椎诸结构退变的首发因素,并由此演变出一系列颈椎病的病理解剖及病理生理改变。椎间盘变性;韧带-椎间盘间隙的出现与血肿形成;椎体边缘骨刺形成;颈椎其他部位的退变;椎管矢状径及容积减小。

2. 发育性颈椎椎管狭窄

近年来已明确颈椎管内径,尤其是矢状径,不仅对颈椎病的发生与发展,而且与颈椎病的诊断、治疗、手术方法选择以及预后判定均有着十分密切的关系。有些人颈椎退变严重,骨赘增生明显,但并不发病,其主要原因是颈椎管矢状径较宽,椎管内有较大的代偿间隙。而有些患者颈椎退变并不十分严重,但症状出现早而且比较严重。

3. 慢性劳损

慢性劳损是指超过正常生理活动范围最大限度或局部所能耐受时值的各种超限活动。因其有别于明显的外伤或生活、工作中的意外,因此易被忽视,但其对颈椎病的发生、发展、治疗及预后等都有着直接关系,慢性劳损的产生原因主要来自以下情况:

(1)不良的睡眠体位。

不良的睡眠体位因其持续时间长及在大脑处于休息状态下不能及时调整,则必然造成椎旁肌肉、韧带及关节的平衡失调。

(2)不当的工作姿势。

大量统计材料表明某些工作量不大,强度不高,但处于坐位,尤其是低头工作者的颈椎病发病率特高,包括家务劳动者、刺绣女工、办公室人员、打字抄写者、仪表流水线上的装配工等等。

（3）不适当的体育锻炼。

正常的体育锻炼有助于健康，但超过颈部耐量的活动或运动，如以头颈部为负重支撑点的人体倒立或翻筋斗等，均可加重颈椎的负荷，尤其在缺乏正确指导的情况下。

（4）颈椎的先天性畸形。

在对正常人颈椎进行健康检查或作对比研究性摄片时，常发现颈椎段可有各种异常所见，其中骨骼明显畸形约占 5%。

三、老年人颈椎病的预防

中老年人久坐、工作紧张、长时间使用电脑、缺乏运动、姿势不良……种种原因都能使颈椎受损，因此，保健、抗衰老要从保护颈椎开始。脊椎病其实并不可怕，只要加强预防，就能降低发病率。

老年人需要保持乐观精神，避免头颈负重物，过度疲劳，坐车时不要打瞌睡。及早，彻底治疗颈肩、背软组织劳损，防止其发展为颈椎病。劳动或走路时要防止闪、挫伤。中医认为胡桃、山萸肉、生地、黑芝麻等具有补肾髓之功，合理服用可起到强壮筋骨，推迟肾与关节退变的作用。

1. 颈部保暖

老年人颈部受寒冷刺激会使肌肉血管痉挛，加重颈部板滞疼痛。在秋冬季节，最好穿高领衣服；天气稍热，夜间睡眠时应注意防止颈肩部受凉；炎热季节，空调温度不能太低。

2. 姿势正确

良好的姿势能减少劳累，避免损伤。低头时间过长，使肌肉疲劳，颈椎间盘出现老化，并出现慢性劳损，会继发一系列症状。最佳的伏案工作姿势是颈部保持正直，微微地前倾，不要扭转、倾斜，外涂颈肩松按摩膏；不宜头靠在床头或沙发扶手上看书、看电视。

3. 正确选择床铺

从颈椎病的预防角度说，应该选择有利于病情稳定，有利于保持脊柱平衡的床铺为佳。因此，选择一个放在床板上有弹性的席梦思床垫为好。它可以随着脊柱的生理曲线变化起调节作用。

4. 颈椎病患者的枕头

枕头是维持头颈正常位置的主要工具。这个"正常"位置是指维持头颈段本身的生理曲线。这种重量曲线既保证了颈椎外在的肌肉平衡，又保持了椎管内的生理解剖状态。因此一个理想的枕头应是符合颈椎生理曲度要求的，质地柔软，透气性好的，以中间低，两端高的元宝形为佳。因为这种形状可利用中间的凹陷部来维持颈椎的生理曲度，也可以对头颈部起到相对制动与固定作用，可减少在睡眠中头颈部的异常活动。

5. 颈椎病患者与睡眠体位

一个良好的睡眠体位,既要维持整个脊柱的生理曲度,又应使老年人感到舒适,达到使全身肌肉松弛,恢复疲劳的调整关节生理状态的作用。根据这一良好体位的要求应该使胸、腰部保持自然曲度,双髋及双膝呈屈曲状,此时全身肌肉即可放松,这样,最好采取侧卧或仰卧,不可俯卧。

四、 老年人颈椎病的治疗

1. 药物治疗

可选择性应用止痛剂、镇静剂、维生素(如 B_1、B_{12}),对症状的缓解有一定的效果。可尝试使用硫酸氨基葡萄糖和硫酸软骨素进行支持治疗。硫酸氨基葡萄糖与硫酸软骨素在临床上用于治疗全身各部位的骨关节炎,这些软骨保护剂具有一定程度的抗炎抗软骨分解作用。有病例报告提示口服硫酸氨基葡萄糖和硫酸软骨素能在一定程度上逆转椎间盘退行性改变。

2. 运动疗法

各型颈椎病症状基本缓解或呈慢性状态时,可开始医疗体操以促进症状的进一步消除及巩固疗效。症状急性发作期宜局部休息,不宜增加运动刺激。有较明显或进行性脊髓受压症状时禁忌运动,特别是颈椎后仰运动应禁忌。椎动脉型颈椎病时颈部旋转运动宜轻柔缓慢,幅度要适当控制。

3. 牵引治疗

"牵引"在过去是治疗颈椎病的首选方法之一,但近年来发现,许多颈椎病患者在使用"牵引"之后,特别是那种长时间使用"牵引"的患者,颈椎病不但没有减轻,反而加重。牵引不但不能促进颈椎生理曲度的恢复,相反牵引拉直了颈椎,反而弱化颈椎生理曲度,故颈椎病应慎用牵引疗法。

4. 手法按摩推拿疗法

颈椎病较为有效的治疗措施。它的治疗作用是能缓解颈肩肌群的紧张及痉挛,恢复颈椎活动,松解神经根及软组织黏连来缓解症状,脊髓型颈椎病一般禁止重力按摩和复位,否则极易加重症状,甚至可导致截瘫。

5. 理疗

在颈椎病的治疗中,理疗可起到多种作用。一般认为,急性期可行离子透入、超声波,紫外线或间动电流等;疼痛减轻后用超声波、碘离子透入,感应电或其他热疗。

6. 温热敷

此种治疗可改善血循环,缓解肌肉痉挛,消除肿胀以减轻症状,有助于手法治疗后使患椎稳定。本法可用热毛巾和热水袋局部外敷,急性期患者疼痛症状较重时不宜作温热敷治疗。

7. 手术治疗

严重有神经根或脊髓压迫者,必要时可手术治疗。

第九章　不容小视的口腔健康

第一节　口腔保健

一、健康口腔五大标准

世界卫生组织曾制定口腔健康的五大标准：牙齿清洁、无龋洞、无疼痛感、牙龈颜色正常、无出血现象。

二、如何做好口腔保健

（1）掌握正确的刷牙方法，养成饭后刷牙的良好习惯，定期使用牙线。

（2）合理的搭配营养，要控制糖的摄入量，吃太多糖的话容易诱发蛀牙。保证有充足的蛋白质，蛋白质为生命提供了基础，提高了免疫系统，每天至少要保证有 300 克的蛋白质。

（3）多吃一些富含膳食纤维的食物，因为膳食纤维能够刺激牙龈血液循环提高了其抵抗力，同时也促进了胃肠道蠕动。

（4）定期去医院做检查条件允许的情况下，每隔 6 个月就要去医院做一次口腔检查，定期做口腔检查，做到早发现早治疗。早期龋治疗简单，痛苦小，效果好，龋病一旦进展到牙髓疼痛，治疗起来程序复杂，需要多次复诊，治疗反应大，患牙预后较差。

（5）提高牙齿的抗龋能力，可使用含氟牙膏，儿童还可饮用氟水，用 0.5％氟化钠溶液漱口等。对于儿童新萌磨牙可进行窝沟封闭。

三、老年人掉牙正常吗?

老了老了，牙齿掉了，很多老人认为，年纪大了，少几颗牙齿是正常现象，也忽略了口腔的健康及口腔保健。其实口腔健康与老年人的生活质量息息相关。口腔疾病会引发言语，咀嚼以及吞咽等多方面口腔功能障碍，造成日常生活不便，进一步影响老年人的营养水平。

老年缺牙有很多因素，其中最主要的原因之一是牙周病，牙周病是一种发生在牙周周围组织的慢性疾病。牙周病早期，会出现牙龈炎、牙龈红肿出血的状况；中期出现牙周袋、有口臭、化脓现象；中晚期出现牙槽骨吸收，患牙松动；到晚期,牙槽骨流失,最终导致牙齿脱落。其发病过程是一个不可逆的过程,重在预防和早期干预。牙周病影响因素有遗传、吸烟、精神压力等,其中遗传是最主要的因素。在日常生活中应该重视牙周病的自查以便及早进行干预,自查症状包括有无牙结石;有无牙龈出血;有无牙齿松动;有无口腔异味,出现任何异常情况,需要及时向口腔科医生寻求专业的帮助。

老年人缺牙的另一个原因是龋齿未及时修复,也就是常说的蛀牙。它是一种以细菌为主的多因素复合作用导致的牙齿硬组织慢性进行性破坏性疾病。我们常说牙齿上有洞其实就是蛀牙。常见的发生部位为:冠部龋和根面龋。老年人以根面龋更为常见,随着年龄增长,牙周逐渐暴露,牙周部位的硬度较牙冠低,抗龋能力变差,同时根面位置较为隐蔽,更容易忽视。

四、 面对缺牙应该怎么办?

既然已经认识到了缺牙的危害了,面对缺牙我们应该怎么办呢? 首先肯定是及时去镶牙,目前有三种镶牙的方式,分别是活动假牙、固定假牙、种植牙。

(1) 活动假牙:是利用天然牙或黏膜作为支撑,通过卡环固定在剩余天然牙上,利用基托使义齿保持适当位置行使咀嚼功能,可以自行摘戴。优点是价格便宜,磨除牙体少,可自行摘戴。缺点是初戴时异物感强；稳定性及咀嚼效能不佳，自洁作用差；易致基牙损伤，加快牙槽骨吸收。

（2）固定假牙：是利用缺牙区一侧或两侧的天然牙作为基牙，利用基牙上做固定体，缺牙区作为载体，通过连接体接成一个整体，最后用黏固剂固定。优点是体积小，接近原缺失牙的大小，无异物感，美观，缺点是制作过程中需要磨除1/4～1/3的真牙组织对基牙要求较高。

（3）种植牙：是一种以植入骨组织内的下部结构为基础来支撑、固定上部牙修复的缺牙修复方式。优点是功能强、不磨牙、固定好、舒适、美观。

镶牙后并不是说是一劳永逸了，还是需要对牙齿进行保护。镶完牙注意牙龈的保护护理，防止牙龈发生萎缩的情况。镶牙后如有冷、热、疼、痛等不良情况，应及时与医生联系进行调整修复。镶牙后要定期的口腔检查，及时了解假牙的使用情况，使假牙使用寿命更长。

五、日常口腔保健

在日后的生活中，口腔保健也是关键，能够避免口腔疾病的恶化。在这里推荐一个口腔保健的方法，归结为6个字"一刷、二通、三冲"。

（1）"一刷"：用正确的方法刷牙，同时包括对牙龈和舌面的清洁，推荐 Bass 刷牙法。

（2）"二通"：应用牙线和牙间隙刷彻底清洁牙间隙，将每一个牙齿清洁干净。

（3）"三冲"：在上述两个步骤完成后，用冲牙器将每个牙缝冲洗干净。

刷牙要避免横向刷牙，因为容易损伤牙釉质和牙本质，导致牙软组织损伤，甚至出现牙齿楔状缺损。刷牙时力量不要太大，容易伤害牙齿，刷牙时间不能太短：最好坚持 2 分钟，也要做到每顿饭后刷牙，吃酸的东西后先漱口，半小时后刷牙。

第二节　爱牙小课堂

一、您真的会刷牙吗？

有个有趣的问题，人的一生要刷多少次牙？假设你从 6 个月大的时候开始刷牙，早晚两次，那么到 80 岁，你将刷 58 000 次牙！多么庞大的数字！然而，即便重复这么多次，你就会刷牙了吗？

1. 为什么要刷牙

我们人类的口腔中有数百种生物，他们协助吸收口腔摄入的营养，维持着口腔的生态平衡。然而，当口腔卫生差时，大量细菌繁殖，吸收口中残留的食物，产生酸而腐蚀牙齿造成蛀牙。因此正确刷牙，必不可少。

2. 如何选择合适的牙刷?

面对市场上琳琅满目的牙刷，如何选择呢？买大头还是买小头？医生推荐小头的牙刷，因为它可以在我们口腔内灵活转动，刷到各个隐秘的角落。万毛牙刷是不是刷得特别干净？牙刷并不是靠刷毛数量取胜。事实上，我们更推荐刷毛要有一定的间距，便于刷牙过程中食物残渣的排出！

3. 软毛还是硬毛

大家都有各自的偏好，然而，太硬的牙刷可能造成牙齿的缺损、牙龈的退缩，我们更推荐中软度刷毛。那么问题来了，我们怎么判断牙刷的软硬？很简单，用手指腹轻抚刷毛，没有不适感就行。

4. 牙刷的柄也各不相同

有的光滑好看，有的防滑耐磨。而考虑到容易握持，我们更推荐后者，这样牙刷不容易滑脱损伤牙龈。一款适合大众的保健牙刷应该是，刷头小巧、刷毛软而有间距，刷柄易把握的。

5. 正确刷牙方法

水平颤动拂刷法，是一种有效清除龈沟内和牙面菌斑的刷牙方法。水平颤动主要是去除牙颈部及龈沟内的菌斑，拂刷主要是清除唇(颊)舌(腭)面的菌斑。

6. 操作顺序

从右上后牙开始依次完成左上、左下、右下牙齿唇(颊)

面、舌（腭）面及殆面拂刷，建议每次刷牙时间至少 2 分钟。

7. 清洗牙刷

清洗完的牙刷怎么放置呢？显而易见，牙刷朝上，通风干燥，避免潮湿环境。

8. 勤更换牙刷

建议大家每 2～3 个月换一次牙刷，远离蛀牙。

二、义齿的保养小常识

对于我们安装的义齿也需要细心维护，固定义齿和种植牙因为是不能自行拆戴的，所以与真牙一起清洗，特别注重固定义齿和真牙的连接处。对于活动义齿来说，其清洁有三个步骤。

（1）摘：夜间摘除活动义齿。

（2）刷：饭后取出活动义齿，用软毛牙刷刷干净。

（3）泡：夜间清洗义齿后放置清水中保存，也可配合使用义齿清洁片。

固定义齿还要注意不能戴着过夜，因为很多老年人佩戴义齿后，由于基托与基牙间唾液量减少，影响了口腔的生理自洁作用。同时义齿的存在也妨碍口腔清洁，造成食物残渣的滞留，容易导致牙菌斑的形成。